病気・症状別
サプリメント・健康食品の効き目事典

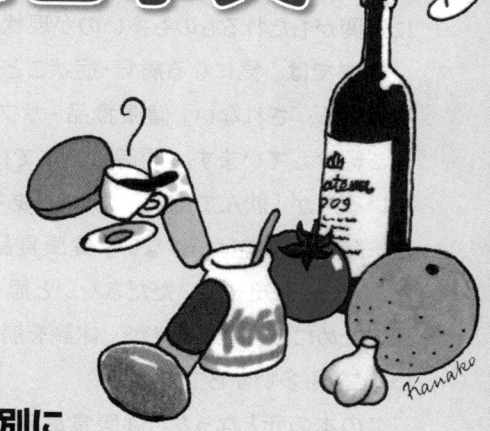

病気・症状別に
「**飲んではいけない**」
「**危険**」な
サプリメント・健康食品もわかる！

[監修代表] 元国立健康・栄養研究所理事長、甲子園大学学長 田中平三

同文書院

はじめに

「元気で長生き」。これはだれもが望むことであり、それを反映するかのように、健康食品・サプリメント市場は拡大するばかりです。「健康」と名がついていますから、安心して利用されている方も多いと思いますが、その「効き目（有効性）」や「副作用（安全性）」に疑問がもたれるものも多いのが現状です。

本書では、気になる病気・症状ごとに、効果が「期待される、されない」健康食品・サプリメントを中心にご紹介しています。同時に、すでに病気を発症している方が「飲んではいけない」、あるいは「医薬品と一緒に飲んではいけない」健康食品・サプリメントがあることも知っていただきたいと思っています。健康のために飲んだつもりが、体調を崩す原因となっていることも多いからです。

この本の元となった「健康食品のすべて」（日本医師会・日本薬剤師会推薦）は、国際的に認められた「ナチュラルメディシン・データベース」の日本対応版書籍です。「ナチュラルメディシン・データベース」

とは、さまざまな健康食品について、「ヒト」による臨床試験の結果、有効性、安全性、医薬品との相互作用などをまとめたものです。業者にも消費者団体にも媚びない、公正な審査基準にのっとった本ですので、信頼度が高く、非常に高い評価を受けています。このため、アメリカやイギリス、カナダなどの各国政府機関は、健康食品・サプリメントの有効性、安全性などに関する情報源として、この本を採用しています。

　健康食品・サプリメントにまつわる情報が氾濫している昨今、「何を信じればよいのかわからない」という多くの声におこたえし、「正しい情報」を「わかりやすく」お伝えするために本書を企画しました。みなさんの健康生活の一助になれば幸いです。

元国立健康・栄養研究所理事長
甲子園大学学長
田中平三

[監修]

田中平三
(元国立健康・栄養研究所理事長、甲子園大学学長)

梅田悦生
(赤坂山王クリニック院長)

篠塚和正
(武庫川女子大学薬学部教授)

清水俊雄
(名古屋文理大学健康生活学部教授)

Contents

はじめに ……………………………………………………… ii
この本について …………………………………………… x
  「ナチュラルメディシン・データベース」の基本的な考え方 … x
  この本をよりよく活用していただくために …………… xi
  この本の見方 ……………………………………………… xv

第1章
病気・症状別 サプリメント・健康食品の効き目 …… 1

  乳がん ……………………………………………………… 2
  婦人科がん（子宮内膜がん、卵巣がん）………………… 5
  前立腺がん ………………………………………………… 8
  大腸がん（結腸がん、直腸がん）………………………… 11
  インフルエンザ、新型インフルエンザ ………………… 14
  風邪（感冒）……………………………………………… 17
  心臓病 ……………………………………………………… 20
  脂質異常症（高脂血症）………………………………… 29
  動脈硬化（動脈硬化症）………………………………… 33
  肥満（肥満症）…………………………………………… 36
  高血圧（高血圧症）……………………………………… 39
  糖尿病 ……………………………………………………… 43
  腎臓病（腎臓障害、腎臓結石）………………………… 50
  肝臓病 ……………………………………………………… 55
  胃潰瘍（消化性潰瘍）…………………………………… 61
  下　痢 ……………………………………………………… 65
  便　秘 ……………………………………………………… 68
  認知症（アルツハイマー病など）……………………… 71

脳卒中（脳出血、脳梗塞） ……………………………… 75

　　前立腺疾患（前立腺肥大、前立腺炎） ………………… 78

　　男性の更年期障害（性欲の低下、勃起不全） ………… 81

　　女性の更年期障害 ………………………………………… 84

　　月経前症候群（PMS） …………………………………… 88

　　うつ病、躁うつ病（気分障害） ………………………… 91

　　パニック障害、不安感 …………………………………… 95

　　不眠症 ……………………………………………………… 98

　　味覚障害 ………………………………………………… 101

　　歯周病（歯肉炎、歯周炎） …………………………… 104

　　のどの痛み、せき ……………………………………… 107

　　頭　痛 …………………………………………………… 110

　　アレルギー性疾患（花粉症、アトピー性皮膚炎） … 113

　　喘　息（気管支ぜんそく） …………………………… 116

　　皮膚のかゆみ、炎症（乾癬、帯状疱疹） …………… 119

　　骨粗しょう症 …………………………………………… 122

　　関節の痛み、腰痛 ……………………………………… 125

　　白内障、緑内障 ………………………………………… 129

　　加齢黄斑変性症、ドライアイ ………………………… 133

　　貧　血 …………………………………………………… 136

　　めまい、立ちくらみ …………………………………… 139

第2章
医薬品との相互作用がある
おもなサプリメント・健康食品リスト ………………… 143

　　HIV感染症の治療薬 …………………………………… 144

　　アルツハイマー病の治療薬 …………………………… 144

　　アレルギー性疾患の治療薬 …………………………… 144

うつ病の治療薬	144
潰瘍の治療薬	148
がん治療薬	150
狭心症・高血圧・頻脈性不整脈の治療薬	150
狭心症・心筋梗塞・心不全の治療薬	150
狭心症・心筋梗塞の治療薬	152
狭心症の治療薬	152
局所麻酔薬	152
筋萎縮性側索硬化症（ALS）を改善する薬	152
禁煙補助剤	152
筋弛緩薬	152
駆虫薬	152
血液を固まりにくくする薬	152
解熱消炎鎮痛薬	156
解熱鎮痛薬	158
嫌酒薬	158
降圧利尿薬	160
抗菌薬	162
高血圧・狭心症・不整脈の治療薬	162
高血圧・狭心症の治療薬	162
高血圧・心不全の治療薬	162
高血圧・統合失調症の治療薬	164
高血圧の治療薬	164
高コレステロール血症を改善する薬	166
甲状腺機能亢進症を改善する薬	166
甲状腺機能低下症を改善する薬	166
抗生物質	166
更年期障害などを改善するホルモン薬	170

骨髄性白血病等の治療薬	172
催眠薬	172
脂質異常症（高脂血症）を改善する薬	172
消化管運動を改善する薬	174
真菌感染症を改善する薬	174
心不全の治療薬	176
ステロイド性消炎薬	176
制酸剤	178
せき止めの薬	178
全身麻酔薬	178
喘息発作を改善する薬	178
躁病の治療薬	178
男子性腺機能不全を改善する薬	178
中枢神経興奮薬	180
腸管糞線虫症を改善する薬	180
鎮痛薬	180
痛風を改善する薬	180
てんかん発作の改善薬	180
統合失調症の治療薬	184
糖尿病の治療薬	184
トリコモナス症を改善する薬	190
乳がんの治療薬	190
乗り物酔いの防止薬	190
パーキンソン病の治療薬	190
排尿障害を改善する薬	190
鼻炎や眼の充血を改善する薬	190
非ステロイド性の消炎薬	192
ビタミン補給	192

避妊薬	192
頻脈性不整脈・糖尿病性神経障害を改善する薬	192
不安・緊張・睡眠障害を改善する薬	192
不安・睡眠障害を改善する薬	192
不整脈の治療薬	192
閉経後乳がんの治療薬	194
偏頭痛・起立性低血圧を改善する薬	194
偏頭痛を改善する薬	194
便秘を改善する薬	194
勃起不全を改善する薬	194
麻薬性鎮痛薬	194
マラリアの治療薬	196
免疫抑制薬	196
リウマチの治療薬	198

付録

医薬品名（一般名）と商品名対応表	201
索引	220

STAFF

文 ❈ 朝倉哲也（JCNA認定サプリメント・アドバイザー）

カバーイラスト ❖ 九重加奈子

装丁・本文デザイン ❖ 清原一隆（KIYO DESIGN）

DTP ❖ 平山友美子（KIYO DESIGN）

校正 ❈ 夢の本棚社

●この本について●

「ナチュラルメディシン・データベース」の基本的な考え方

　本書第1章では、科学的根拠に基づいた健康食品のデータベース「健康食品のすべて　ナチュラルメディシン・データベース　日本対応版」をもとに、病気・症状別に、効果が「期待できる」「期待できない」、あるいは、摂取することで病状を悪化させる可能性がある「飲んではいけない」「注意が必要」なサプリメント・健康食品について解説しています。また、第2章では、すでに医薬品を服用している方が「一緒に飲んではいけない」「一緒に飲むときは注意が必要」なサプリメント・健康食品をまとめました。

　「ナチュラルメディシン・データベース」の構築・編集には、以下のような科学的根拠に基づく姿勢が厳格に貫かれています。

****

　くすり的なもの（医薬品を除いた、ある一定の治療効果を期待して服用されるもの全般）の評価は、クチコミや慣習、個人的な信念に左右されるもので、とくにナチュラルメディシン（サプリメントや健康食品、ハーブなど）ではその影響力が大きいといえます。

　商業目的で過剰な評価を付加されることも多

く、また、試験管での実験や、動物実験で得られた有効性に関する結論が、「試験管・動物≠ヒト」にもかかわらず、強引にヒト用に置き換えられることさえあるのです。

そこで「ナチュラルメディシン・データベース」では、掲載されたナチュラルメディシンに関して、みなさんに信頼できる情報を提供するため、科学的根拠に基づく検証を行っています。

構築・編集のための科学的データの収集には、編集者、研究者および寄稿者による、世界中の医療関連出版物の体系的な閲覧をし、数百もの論文が検討・分析されています。その結果選別された信頼性の高いデータだけが、「ナチュラルメディシン・データベース」に収録されているのです。

この本をよりよく活用していただくために

○「効き目」のランキングについて

本書では、「ナチュラルメディシン・データベース」上では、6段階に厳格に分類されている各素材の有効性について、以下のように表示してあります。

[**効き目**✿✿✿✿✿]…効きます。
[**効き目**✿✿✿✿]…おそらく効きます。
[**効き目**✿✿✿]…効くと断言はできませんが、効果の可能性が科学的に示されています。
[**効き目**✿✿]…効かないかもしれません。
[**効き目**✿]…おそらく効きません。または効きません。

○「効果が期待できる」の考え方

　医薬品はそもそもハーブや薬草など自然に存在する植物から発展してきたもので、その多くは食品でもあります。その逆に食品であるサプリメント・健康食品にも医薬品的な働きをするものは多く、適切に用いなければ症状を悪化させる場合があります。ある病気の予防によいとされる食品でも、すでにその病気にかかっている場合には摂るべきでない成分もあるのです。

　また、例えばニンジン1本分のビタミンAも錠剤であればほんの数粒で摂れてしまいます。通常の食品であれば問題のない量でもサプリメント・健康食品では特定の病気に強く影響する場合があり、しかも「効果が期待できる」成分ほど病気に対する影響も大きいということを知っておく必要があります。

　なお、これらのデータは、研究が進むにつれて変更される場合があることも知っておきましょう。

○医薬品との相互作用について

　医薬品のなかには、サプリメント・健康食品と一緒に飲むことで、効果がより期待されるように感じるものがあります。しかし反対に、医薬品の吸収や代謝を促進したり阻害したりして、医薬品の効き目が強くなったり弱くなったりすることがあり、治療効果が得られない、体調を崩してしまっ

た、などの問題が起こります。これを「相互作用」といいます。

　本書では、なんらかの相互作用を起こす可能性が高いサプリメント・健康食品について「医薬品と一緒に飲むときは注意が必要」、重篤な症状があらわれる可能性があるものについて「医薬品と一緒に飲んではいけない」としました。

　このような「相互作用」を避けるために、サプリメント・健康食品を飲んでいる方が医薬品を処方された場合は、サプリメント・健康食品を飲んでいることを、必ず医師・薬剤師に相談してください。

　また、サプリメント・健康食品を利用して、もし体調に異常を感じられたときは、すぐに摂取を中止して、医療機関を受診してください。

※2週間以内に手術を受ける予定のある方は、サプリメント・健康食品の使用が原則禁止です。サプリメント・健康食品を摂取している場合は、必ず医師に申し出てください。

○サプリメント・健康食品同士の相互作用について

　医薬品との相互作用と同じく食品にも一緒にとるべきでない、「食べ合わせ」のよし悪しがあります。これはサプリメント・健康食品も同じで、一緒にとるとお互いの長所を打ち消したり、短所を増幅したりする組み合わせがあります。しかも、医薬品的効果が強い成分ほどリスクは高まります

ので、複数のサプリメント・健康食品を併用している場合には注意が必要です。

　また、食物繊維はミネラルを吸着してしまい、ミネラルが体内に吸収されるのを妨げます。このように同じタイミングでとるのが好ましくない栄養素もありますので、サプリメント・健康食品同士、あるいは食品との同時摂取にも注意する必要があります。

○医薬品の「一般名」と「商品名」について

　医薬品の名前については、一般名で記載してあります。一般名とは成分名のことで、世界共通の名称です。一般名と各製薬メーカーの商品名の対応表は、p201を参照してください。

※サプリメント・健康食品の各素材情報については、『健康食品のすべて』または『サプリメント・健康食品の「効き目」と「安全性」』(弊社刊)をご覧ください。

この本の見方

病気・症状名

病気・症状についての解説

各病気・症状に対して効果が期待できる（できない）サプリメントや健康食品を、5段階に分類（詳細はpxi）

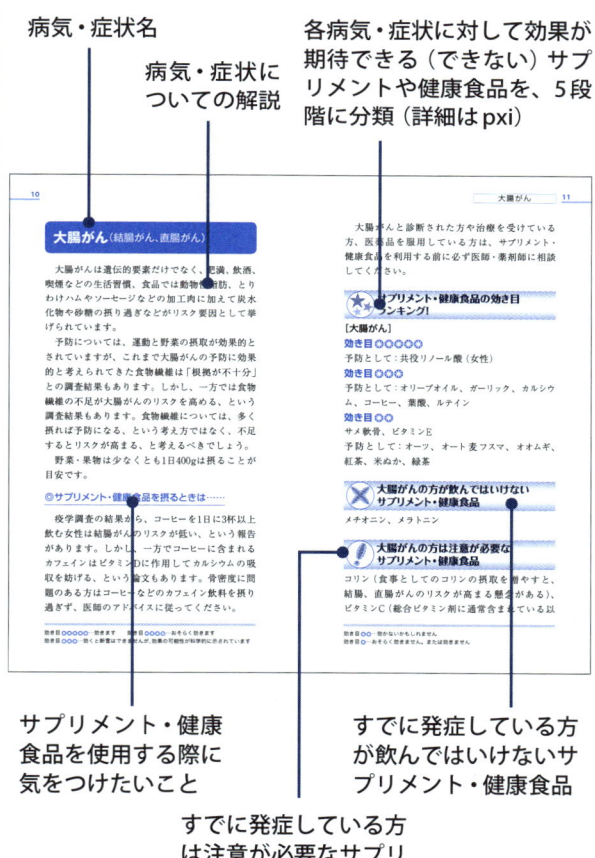

サプリメント・健康食品を使用する際に気をつけたいこと

すでに発症している方は注意が必要なサプリメント・健康食品

すでに発症している方が飲んではいけないサプリメント・健康食品

◎医薬品とサプリメント・健康食品の相互作用（詳細はpxii）については、第2章を参照してください。

第 1 章

病気・症状別
サプリメント・健康食品の効き目

乳がん

　乳がんは乳房にある乳腺に発生するがんです。女性のがんとしては大腸がんに次いで多い患者数であり、2006年には約4万人がこのがんにかかりましたが、死亡者数はずっと少なく、早期発見・早期治療による生存率の高い病気といえます。発症する年代は40代後半から50代にかけてがもっとも多く、とくに閉経後の患者数が急増しています。

　現代の女性は初潮が早く出産年齢が遅い、また出産回数も少ないため、女性ホルモンのバランスがエストロゲン（卵胞ホルモン）優位にある期間が長くなりがちです。さらに高エネルギーな食事や肥満により、脂肪細胞で作られるエストロゲンが過剰となり、乳がん発生のリスクを高めています。

　欧米ではマンモグラフィーによる定期検診が普及したため、患者数に対する死亡者数は減少しています。定期的な検診による早期発見、さらには食生活をはじめとする生活習慣の改善で乳がんの予防に努めましょう。なお、ごくまれに男性にも発生することがあります。

◎サプリメント・健康食品を摂るときは……

　大豆食品やクズなどに含まれるイソフラボンには、女性ホルモンのエストロゲンとよく似た働きがあり、「植物エストロゲン」とも呼ばれています。

効き目 ✻✻✻✻✻…効きます　　効き目 ✻✻✻✻…おそらく効きます
効き目 ✻✻✻…効くと断言はできませんが、効果の可能性が科学的に示されています

このため、乳がんや子宮筋腫の患者など女性ホルモンに対して感受性が高い方はイソフラボンやレッドクローバーなどのサプリメントは避けるべきです。

　食品安全委員会では、大豆イソフラボンの摂取量の上限を1日70〜75mgと定めていますが、一般の大豆食品から摂る程度の量であればおそらく問題はないでしょう。

　乳がんと診断された方や治療を受けている方、医薬品を服用している方は、サプリメント・健康食品を利用する前に必ず医師・薬剤師に相談してください。

サプリメント・健康食品の効き目ランキング!

[乳がん]

効き目 ✿✿✿

ビタミンA

予防として：β-カロテン（食事から摂取）、オリーブオイル（胆石の方は使用不可）、大豆、葉酸

効き目 ✿✿

ガーリック、サメ軟骨

予防として：紅茶、コーヒー、トマト

効き目 ✿

ビタミンE

効き目 ✿✿…効かないかもしれません
効き目 ✿…おそらく効きません。または効きません

乳がんの方が飲んではいけないサプリメント・健康食品

アニス、亜麻の種子、アメリカジンセン、アルファルファ、アレトリス、アンドロステンジオール、アンドロステンジオン、エゾウコギ、甘草、クズ、グッグル、グレープフルーツ、ゲニスチン配糖体、紅茶、鹿の角、ジャーマン・カモミール（通常の食品以上の量は不可）、チェストベリー、朝鮮人参、デヒドロエピアンドロステロン、ドンクアイ、八角（大ウイキョウ）、フェンネル（実、種子）、フェンネル油、ブラックコホシュ、ブルーコホシュ、プレグネノロン、プロゲステロン、紅ハコベ、ホウ素、ミルクシスル、レスベラトロール、レッドクローバー、レッドラズベリー、ワイルドヤム

乳がんの方は注意が必要なサプリメント・健康食品

大豆（通常の食品以上の量は不可）、ガウクルアやプエラリアという植物はクズの近縁種で、植物エストロゲンを多く含んでいます。サプリメントや健康食品として摂取しないように注意が必要です。

効き目✿✿✿✿✿…効きます　　効き目✿✿✿✿…おそらく効きます
効き目✿✿✿…効くと断言はできませんが、効果の可能性が科学的に示されています

婦人科がん（子宮内膜がん、卵巣がん）

　婦人科のがんは発生部位によって発症率が異なり、もっとも多いのが子宮がん、次に多いのが卵巣がんです。子宮がんには子宮の入り口付近（子宮頸部）に発生する子宮頸がんと子宮の奥（子宮内膜）に発生する子宮内膜がん（子宮体がん）とがあります。

　子宮頸がんは若年層に増加傾向がみられ、逆に子宮内膜がんは閉経後の女性に急増しています。子宮内膜がん、卵巣がんともに更年期以降で肥満や高血圧、糖尿病など生活習慣病がある場合、リスクは高くなります。

　子宮内膜がんの症状は閉経後の出血など、おもに不正出血がみられます。一方、卵巣がんの場合は進行するまで自覚症状がありませんので、手遅れになりがちです。定期的に子宮がんの検診を受けましょう。

　子宮がんの検診のときには、卵巣がんについても同時にチェックをしてもらえます。いずれも脂肪の摂り過ぎなど食生活が深く関与していますので、生活習慣の改善が予防の第一歩となります。

◎サプリメント・健康食品を摂るときは……

　婦人科がんの場合、女性ホルモンのエストロゲンとプロゲステロンのバランスが大きく影響します。

効き目 ✿✿…効かないかもしれません
効き目 ✿…おそらく効きません。または効きません

乳がんの治療薬が子宮がんのリスクを高めるなど、ホルモンバランスは非常に重要です。サプリメント・健康食品には女性ホルモンによく似た働きをするものがあり、婦人科がんのリスクが高い方は、細心の注意が必要です。

また、β－カロテンなどのビタミン類はサプリメントではなく、食事から十分な量を摂るように心がけましょう。

婦人科がんと診断された方や治療を受けている方、医薬品を服用している方は、サプリメント・健康食品を利用する前に必ず医師・薬剤師に相談してください。

サプリメント・健康食品の効き目ランキング！

[子宮内膜がん]

効き目 ✺✺✺
予防として：魚油

効き目 ✺
予防として：β－カロテン

[卵巣がん]

効き目 ✺✺✺
予防として：β－カロテン（食事からの摂取）、ウーロン茶、紅茶、緑茶

効き目 ✺✺✺✺✺…効きます　　効き目 ✺✺✺✺…おそらく効きます
効き目 ✺✺✺…効くと断言はできませんが、効果の可能性が科学的に示されています

婦人科がんの方が飲んではいけないサプリメント・健康食品

アニス、甘草、亜麻の種子、アメリカジンセン、アルファルファ、アレトリス、アンドロステンジオール、アンドロステンジオン、エゾウコギ、クズ、グッグル、ゲニスチン配糖体、紅茶、ジャーマン・カモミール（通常の食品以上の量は不可）、チェストベリー、朝鮮人参、デヒドロエピアンドロステロン、ドンクアイ、八角（大ウイキョウ）、フェンネル（実、種子）、フェンネル油、ブラックコホシュ、ブルーコホシュ、プレグネノロン、紅ハコベ、ホウ素、ミルクシスル、レスベラトロール、レッドクローバー、レッドラズベリー、ワイルドヤム

婦人科がんの方は注意が必要なサプリメント・健康食品

大豆（通常の食品以上の量は不可）、ガウクルアやプエラリアという植物はクズの近縁種で、植物エストロゲンを多く含んでいます。サプリメントや健康食品として摂取しないように注意が必要です。

効き目❄❄…効かないかもしれません
効き目❄…おそらく効きません。または効きません

前立腺がん

　前立腺がんは男性特有のがんで、罹患率は加齢に伴い増加していきます。65歳を過ぎる頃から増えはじめ、70歳代では20％以上がこのがんにかかっているといわれますが、ほかのがんと比べて前立腺がんが直接生命をおびやかす危険は高くありません。それは、ひとつのがん細胞ができてから治療を要するまで、40年近くかかるといわれるほど、進行がゆっくりしているからです。

　ただし、病気の初期には自覚症状がないため、骨などほかの部位に転移してはじめてがんに気づく、という場合もあります。前立腺がんの早期発見には、血液検査でわかる「PSA」と呼ばれる検査が有効です。

　前立腺がんの原因については、男性ホルモンの働きを抑える治療法が有効であることから、やはり男性ホルモンの影響がもっとも疑われます。脂肪の多い食事、喫煙などがリスク要因といわれています。

◎サプリメント・健康食品を摂るときは……

　予防に有効とされる食品成分にはカロテノイド（β-カロテン、リコピン）、ビタミンE、セレン、イソフラボン、亜鉛などがあります。これらの成分には、前立腺がん予防の可能性を示す研究報告が

効き目★★★★★…効きます　　効き目★★★★…おそらく効きます
効き目★★★…効くと断言はできませんが、効果の可能性が科学的に示されています

あります。

しかし、逆にリスクを高めるとする研究結果もありますので、前立腺がんリスクの高い方は使用を避けてください。

前立腺がんと診断された方や治療を受けている方、医薬品を服用している方は、サプリメント・健康食品を利用する前に必ず医師・薬剤師に相談してください。

サプリメント・健康食品の効き目ランキング！

[前立腺がん]

効き目 ✦✦✦
予防として：ガーリック、セレン、トマト（リコピン）

効き目 ✦✦
サメ軟骨、シイタケ
予防として：亜鉛

効き目 ✦
予防として：β－カロテン

前立腺がんの方が飲んではいけないサプリメント・健康食品

ANDROSTENETRIONE、アンドロステンジオール、アンドロステンジオン、コンドロイチン硫酸、チーア、デヒドロエピアンドロステロン、ハマビシ

効き目 ✦✦…効かないかもしれません
効き目 ✦…おそらく効きません。または効きません

前立腺がんの方は注意が必要なサプリメント・健康食品

α－リノレン酸（食品に含まれる以上の量は不可）、セレン、β－カロテン（多量のマルチビタミンにβ－カロテンを単体で追加しない）、亜鉛（1日100mg以上、または10年間以上の摂取）、ビタミンE（多量のマルチビタミンにビタミンEを単体で追加しない）、葉酸（多量のマルチビタミンに葉酸を単体で追加しない）

大腸がん（結腸がん、直腸がん）

　日本人の死因のトップはがんですが、なかでも結腸と直腸を合わせた大腸がんは肺がん、胃がんに次いで患者数の多いことが注目されます。特筆すべきこととして、2005年の統計では女性のがん死亡者数の第1位が大腸がんでした。大腸がんは今後ますます増えて、2015年にはがん発生率の第1位になるだろうといわれています。初期にはほとんど自覚症状はなく、血便で気がつくことが少なくありません。そこで、便の潜血検査が、早期発見にとても重要です。

　大腸がんは遺伝的要素だけでなく、肥満、飲酒、喫煙などの生活習慣、食品では動物性脂肪、とりわけハムやソーセージなどの加工肉に加えて炭水化物や砂糖の摂り過ぎなどがリスク要因として挙げられています。

　予防については、運動と野菜の摂取が効果的とされていますが、これまで大腸がんの予防に効果的と考えられてきた食物繊維は「根拠が不十分」との調査結果もあります。しかし、一方では食物繊維の不足が大腸がんのリスクを高める、という調査結果もあります。食物繊維については、多く摂れば予防になる、という考え方ではなく、不足するとリスクが高まる、と考えるべきでしょう。

　ちなみに、国立がんセンターの見解としては、

効き目✲✲…効かないかもしれません
効き目✲…おそらく効きません。または効きません

野菜・果物は少なくとも1日400gは摂ることが目安です。

◎サプリメント・健康食品を摂るときは……

疫学調査の結果から、コーヒーを1日に3杯以上飲む女性は結腸がんのリスクが低い、という報告があります。しかし、一方でコーヒーに含まれるカフェインはビタミンDに作用してカルシウムの吸収を妨げる、という論文もあります。骨密度に問題のある方はコーヒーなどのカフェイン飲料を摂り過ぎず、医師のアドバイスに従ってください。

大腸がんと診断された方や治療を受けている方、医薬品を服用している方は、サプリメント・健康食品を利用する前に必ず医師・薬剤師に相談してください。

サプリメント・健康食品の効き目ランキング！

[大腸がん]

効き目 ✿✿✿✿✿
予防として：共役リノール酸（女性）

効き目 ✿✿✿
予防として：オリーブオイル、ガーリック、カルシウム、コーヒー、葉酸、ルテイン

効き目 ✿✿
サメ軟骨、ビタミンE
予防として：オーツ、オート麦フスマ、オオムギ、

効き目 ✿✿✿✿✿…効きます　　効き目 ✿✿✿✿…おそらく効きます
効き目 ✿✿✿…効くと断言はできませんが、効果の可能性が科学的に示されています

紅茶、米ぬか、緑茶

大腸がんの方が飲んではいけない サプリメント・健康食品

メチオニン、メラトニン

大腸がんの方は注意が必要な サプリメント・健康食品

コリン（食事としてのコリンの摂取を増やすと、結腸、直腸がんのリスクが高まる懸念がある）、ビタミンC（総合ビタミン剤に通常含まれている以上の量は不可）、葉酸（1日400μg以上は不可）

効き目 ✺✺…効かないかもしれません
効き目 ✺…おそらく効きません。または効きません

インフルエンザ、新型インフルエンザ

インフルエンザウイルスにはA、B、C型の3種類ありますが、私たちに直接感染するのはA、B型です。とりわけA型ウイルスは10年から数十年に一度、大きな突然変異を起こし、これまで流行していたものに取って代わります。それが、世界規模の大流行（パンデミック）のはじまりです。過去最大の流行であった1918年、俗にいう「スペイン風邪」では全世界で6億人が感染し、推定死亡者数は4000万人にものぼりました。

インフルエンザは風邪と同じように主として飛沫感染によって呼吸器に感染する急性の感染症ですが、普通の風邪と比べて発熱、頭痛、筋肉痛、関節痛、倦怠感などの全身症状が激しく、しかもこれらの症状が一斉に突然に現れます。潜伏期間は1日から3日ほどです。重症化すると肺炎等の二次感染や脳症などで死亡する場合もあります。

インフルエンザ予防の基本はワクチンによる予防接種で、もしインフルエンザにかかったとしても重症化を防ぐことが可能とされています。しかし、インフルエンザの原因となるウイルスは、ときに遺伝子を大きく変異させ、従来のワクチンが効かない、いわゆる耐性ウイルスを発生させます。予防接種だけに頼らず、日頃から体力を養い、免疫力を強化しておきましょう。

効き目 ✪✪✪✪✪…効きます　　効き目 ✪✪✪✪…おそらく効きます
効き目 ✪✪✪…効くと断言はできませんが、効果の可能性が科学的に示されています

また、冬場は室内の暖房と空気の乾燥を防ぐために加湿器を利用するとよいでしょう。インフルエンザの流行期には、可能な限り人込みを避け、帰宅したら手洗いとうがいを心がけるなど、予防に対する心構えが大切です。外出するときには、必ずマスクをしてください。

　治療薬である抗ウイルス剤としては、リン酸オセルタミビル（タミフル）、ザナミビル水和物（リレンザ）などが認可されています。ウイルスの増殖を抑える薬ですので、発症から2日以内に投与を開始しないと効果がありません。家族の1人にインフルエンザ患者が発生すると、家族内感染が起きます。そのような場合は、予防のためにタミフルを使用することも認められています。ただし、それぞれの薬についてさまざまな有害なできごとが報告されていますので、医師とよく相談して処方してもらうようにしましょう。

◎サプリメント・健康食品を摂るときは……

　インフルエンザで高熱を発した場合、解熱剤のなかには使用を避けなければならないものがあります。とくに15歳未満の小児では注意しなければなりません。また、初期のインフルエンザに漢方の麻黄湯が用いられることがありますが、マオウは日本国内では医薬品です。マオウを含んだ健康食品などを摂らないように注意しましょう。

　インフルエンザと診断された方や治療を受けて

効き目 ✤✤…効かないかもしれません
効き目 ✤…おそらく効きません。または効きません

いる方、医薬品を服用している方は、サプリメント・健康食品を利用する前に必ず医師・薬剤師に相談してください。

サプリメント・健康食品の効き目ランキング!

[インフルエンザ]

効き目✿✿✿

エキナセア、エルダーベリー、システイン
予防として:アメリカジンセン、朝鮮人参

効き目✿✿

予防として:亜鉛

インフルエンザの方が飲んではいけないサプリメント・健康食品

発熱がある場合:オーク(樹皮)、コルクの木、セネガ、タンニン酸、チョウセンアサガオ、トルーバルサム、ヒヨス、ベラドンナ、ミルラ、モミ、ヨウシュハシリドコロ

インフルエンザの方は注意が必要なサプリメント・健康食品

インフルエンザに効果が大きい治療薬タミフル(オセルタミビル)は中華料理で使用される八角を原料として開発されました。しかし、八角を食べてもインフルエンザに対する効果はまったくありません。

効き目✿✿✿✿✿…効きます　　効き目✿✿✿✿…おそらく効きます
効き目✿✿✿…効くと断言はできませんが、効果の可能性が科学的に示されています

風邪（感冒）

　風邪は、ウイルス、細菌などが上気道（鼻、のど）に主として飛沫感染で起こります。くしゃみ、鼻水、鼻づまり、のどの痛み、せき、たんとともに軽度の発熱、倦怠感などの全身症状が出ます。上気道の感染を通じて、ウイルスが腸管で増殖して、嘔吐や下痢などを起こす風邪もあります。

　風邪が重症化すると、下気道（気管、気管支、肺）に炎症が広がり、気管支炎や肺炎が起きやすくなります。また軽度であっても、長引くと中耳炎や副鼻腔炎（いわゆる蓄膿症）を起こし、喘息や喘息発作を誘発することもあります。たかが風邪とあなどらず、症状が続く場合は、医師による診察を受けてください。風邪は本当に万病のもとなのです。

　風邪の原因の8割以上がウイルスによるもので、その種類は200以上にのぼります。風邪のなかで一番多いのがライノウイルスによるもので、3分の1から半分を占めています。鼻やのどの炎症が中心で、鼻水が多く、鼻づまりやのどの痛みを訴えることがあります。発熱は微熱程度で、軽い風邪症状であれば5日から1週間でおさまります。ほかに、のどの炎症、発熱、結膜炎を起こすものにアデノウイルスがあり、プール熱として知られています。

効き目✿✿…効かないかもしれません
効き目✿…おそらく効きません。または効きません

このほか、のどの炎症では、高熱、発疹などの症状が出る溶連菌感染症、夏風邪として知られるヘルパンギーナがあります。

　ウイルス性の風邪には、有効な抗ウイルス薬がありません。解熱剤や抗ヒスタミン剤の投与など、基本的に対症療法となりますが、細菌の二次感染を予防するために抗生物質を使用することがあります。風邪にかかったときは栄養や水分を十分取り、体を保温し、安静にします。症状が長引く場合は細菌の二次感染やほかの病気の可能性を調べる必要があります。

　風邪の予防としては、手洗いとうがい、マスクを着用、体を冷やさない、室内を温かくする、加湿して部屋の空気を乾燥させない、栄養や睡眠を十分取るなどして免疫力や体力の低下を防ぐことなどが大切です。

◎サプリメント・健康食品を摂るときは……

　ビタミンCやエキナセアなど風邪に効果的といわれるサプリメント・健康食品を利用する場合、同じ成分の摂り過ぎになったり、薬の効果を弱めたり、副作用を強めたりしてしまう可能性もありますので、ほかの風邪薬や解熱剤などとの併用には注意が必要です。

　風邪と診断された方や治療を受けている方、医薬品を服用している方は、サプリメント・健康食品を利用する前に必ず医師・薬剤師に相談してく

効き目✿✿✿✿✿…効きます　　効き目✿✿✿✿…おそらく効きます
効き目✿✿✿…効くと断言はできませんが、効果の可能性が科学的に示されています

ださい。

★ サプリメント・健康食品の効き目ランキング！

[風邪（感冒）]

効き目 ✺✺✺

亜鉛（ドロップタイプ）、アンドログラフィス（センシンレン）、エキナセア、ビタミンC

予防として：アメリカジンセン、朝鮮人参

効き目 ✺✺

予防として：ビタミンC

✗ 風邪の方が飲んではいけないサプリメント・健康食品

発熱がある場合：オーク（樹皮）、コルクの木、セネガ、タンニン酸、チョウセンアサガオ、トルーバルサム、ヒヨス、ベラドンナ、ミルラ、モミ、ヨウシュハシリドコロ

❗ 風邪の方は注意が必要なサプリメント・健康食品

キャベツや炭酸飲料、アルコールなど、ごく普通の食品にも風邪薬の効き目に影響を与えるものがあります。医薬品を服用するときは用法・用量を守り、適切に使用しましょう。

効き目 ✺✺…効かないかもしれません
効き目 ✺…おそらく効きません。または効きません

心臓病

平成18年の統計によれば、日本人の死因で2番目に多いのは心臓の病気で、約16％です。心臓は全身に血液を送り出す大切な臓器ですが、その心臓の筋肉自身にも血液が運んでくる酸素と栄養が必要です。心臓そのものに血液を供給する血管は、心臓の周りを網状に取り囲んでいます。心臓をぐるっと取り囲んでいるところから、冠動脈と呼ばれます。この冠動脈の動脈硬化やけいれんなどで、血流が一時的に減少すると心臓が酸欠を起こしてしまい、十分に働けなくなります。これが狭心症です。

また、この冠動脈が血栓などで詰まったりするために起こる病気が心筋梗塞です。これらのほかに、脈が飛ぶあるいは異常に速くなる頻脈と呼ばれる状態の不整脈、加齢や高血圧によって心臓弁に異常が起こる弁膜症などがあります。

いずれの病気も、進行すれば心臓の機能を低下させ、ついには末期状態の心不全を起こして死に至る可能性があります。動脈硬化を原因とする、狭心症や心筋梗塞などの冠動脈疾患は虚血性心疾患ともいい、生活習慣と深く関連しています。

動脈硬化の四大危険因子は、脂質異常症（高脂血症）、高血圧症、喫煙、高血糖であり、さらに肥満、高尿酸血症などほかの生活習慣病やストレ

効き目✺✺✺✺✺…効きます　　効き目✺✺✺✺…おそらく効きます
効き目✺✺✺…効くと断言はできませんが、効果の可能性が科学的に示されています

スも危険因子として挙げられます。

●虚血性心疾患（狭心症、心筋梗塞）

動脈硬化には、①血管の内壁に酸化した脂質などが付着して、プラークと呼ばれる隆起となることで血流を妨げる「アテローム性動脈硬化」、②高血圧によってつねに血管が内側から高い圧力を受け続けたり、加齢によって血管が弾力性を失って硬くなってしまったりする「細動脈硬化」等があります（p53参照）。

心臓に酸素や栄養を供給する冠動脈に動脈硬化が起こると、狭心症や心筋梗塞の原因となります。まず、血管が細くなったり、一時的に狭められたりすると狭心症となるのですが、さらに狭窄が進行したり、はがれた血栓が詰まって完全に血流が遮断されてしまうと心筋梗塞になります。

[狭心症] いわゆる「狭心痛（締めつけられるような痛み）」が主症状です。痛みは前胸部がもっとも多いのですが、心窩部（みぞおち）から頸部や左肩へ向かうことがあります。痛みの発作はおよそ15分以内にはおさまりますが、それ以外に動悸、不整脈、呼吸困難、嘔吐などの症状が出ることもあります。

[心筋梗塞] 典型的なパターンとしては、突然、胸が締めつけられるような激しい痛みが起きます。痛いよりも胸が苦しく「死の恐怖」という言葉が使われるほどです。発作が30分以上続き、くり返

効き目✿✿…効かないかもしれません
効き目✿…おそらく効きません。または効きません

して1〜2日続くこともあります。発症から2日間に4割の人が死亡する、死亡率の高い病気です。数日から数週間前から症状が現れるケースもあります。

通常、狭心症では胸の痛みは続いても数分程度ですが、心筋梗塞では安静にしていても30分以上持続します。加えて、痛みが左肩や顎へと走る、いわゆる放散痛も特徴的な症状のひとつです。

発病する誘因時間帯としては、寒い日の早朝、食後、飲酒後、入浴前後、階段の昇降時、真夏、早朝のゴルフ中などがよく知られています。脱水時にはとくに発症しやすいですから、十分に注意しなければなりません。

狭心症ではニトログリセリンによって痛みは消えますが、心筋梗塞では効果がありません。一番の予防法は動脈硬化を起こさないことです。そのために、なんとしても四大危険因子をなくす必要があります。動物性脂肪や塩分の摂り過ぎにも注意しましょう。また、加えて、日々の生活のなかから、暴飲暴食、無理な運動、急に走るなど心臓の負担になるような運動は避けることです。

また、サウナや熱い湯の風呂に入ることは、心臓に負担をかけるばかりでなく、脱水により血液がドロドロとした固まりやすい状態になるので、危険因子のひとつであることは承知しておいてください。

効き目 ✽✽✽✽…効きます　　効き目 ✽✽✽…おそらく効きます
効き目 ✽✽…効くと断言はできませんが、効果の可能性が科学的に示されています

●不整脈

　血液は、心臓上部にある心房から心室へ送られ、さらに心室から動脈を通じて体内へと循環していきます。人の心臓は心房と心室が左右両側に一対ずつある二心房二心室で、心臓の拍動はそれぞれの心房と心室が順序よく収縮と拡張を繰り返しています。

　この心拍リズムが乱れる不整脈では、心臓はポンプとしての十分な機能を保てず、脳血流の不足や心不全などを起こします。そして、完全にリズムを失ってしまうと、細動と呼ばれる、心臓がしっかりと収縮しないで、寒くて震えているような状態に陥ります。

　心室に血液を送る心房で起こる心房細動は直ちに生命の危機をもたらしませんが、心臓から体内に血液を拍出する心室に細動が起こると、短時間で死に至る可能性があります。最近では公共施設を中心に、AED（自動体外式除細動装置）の普及が進んでいます。

●心疾患と似た症状を起こす病気

　逆流性食道炎に伴う食道のけいれん、胆のう炎、胆石などは狭心症・心筋梗塞と似た痛みがあります。また、胆石の痛みは狭心症の薬であるニトログリセリンでよくなることがあり、まぎらわしい病気のひとつです。

効き目 ✱✱…効かないかもしれません
効き目 ✱…おそらく効きません。または効きません

高齢者に多い帯状疱疹では水疱が現れる前に胸の痛みがあり、狭心症・心筋梗塞と間違えることがあります。ほかに40歳代以降の女性に多くみられる乳腺炎、乳腺症など乳房の痛みや、肋軟骨炎、肋間筋肉痛など、胸部の筋肉や骨の疾患、肋間神経痛など、心疾患と間違えやすい病気は意外に多くあります。

●肺塞栓症

脚など下半身の静脈にできた血栓が肺の血管で詰まり、肺での循環に異常をきたす病気で、呼吸困難、胸痛、頻脈など心疾患と似た症状がみられます。放置すると肺の細胞が壊死してしまい、死に至る場合もあります。

この病気も生活習慣と密接な関連があります。肺塞栓症は肺血栓塞栓症と深部静脈血栓症を併せた呼び名で、「エコノミークラス症候群」としても知られています。

●そのほか

大動脈における出血や破裂なども心疾患と似た痛みがありますが、大動脈瘤や血腫などの破裂の場合は短時間で死に至るため、早期診断と早期処置が必要です。大動脈の出血はおもに高血圧から発症しますので、これも生活習慣病のひとつといえるでしょう。

効き目✪✪✪✪✪…効きます　　効き目✪✪✪✪…おそらく効きます
効き目✪✪✪…効くと断言はできませんが、効果の可能性が科学的に示されています

◎サプリメント・健康食品を摂るときは……

　心臓病の薬は、強心剤、血管拡張薬、むくみを取る利尿剤、頻脈発作を抑える薬、抗血液凝固剤など多くの種類があり、それぞれに特徴的な副作用があります。飲み合わせについては医師、薬剤師の指示を仰がなければなりません。

　心疾患に有効とされるサプリメント・健康食品にも強心作用や血管拡張作用、抗血液凝固作用などを持つものが少なくありません。これは心疾患が目的ではないサプリメント・健康食品も同様です。心疾患と診断された方や治療を受けている方、医薬品を服用している方は、サプリメント・健康食品を利用する前に必ず医師・薬剤師に相談してください。

★ サプリメント・健康食品の効き目ランキング!

[虚血性心疾患]
効き目 ✪✪✪✪
ビタミンB_{12}(高ホモシステイン血症、葉酸およびビタミンB_6との併用)、ピリドキシン(ビタミンB_6、高ホモシステイン血症)
予防として:オート麦フスマ、魚油、ビール、葉酸(ホモシステイン値の低下)、ワイン

効き目 ✪✪✪
カルニチン、ザクロ(心臓血液循環の改善)、リボース

効き目 ✪✪…効かないかもしれません
効き目 ✪…おそらく効きません。または効きません

予防として：α-リノレン酸、CoQ-10、EPA（エイコサペンタエン酸）、イングリッシュウォールナッツ、オリーブオイル、カルニチン、紅茶、システイン、トマト（女性）

効き目😊😊

予防として：大豆

セレン、ルテイン

効き目😊

予防として：β-カロテン、ビタミンE（サプリメントでの摂取）

[狭心症]

効き目😊😊😊😊

予防として：ビール、ワイン

効き目😊😊😊

アルギニン、カルニチン、システイン、ターミナリア（トロピカルアーモンド、痛みの軽減）

効き目😊😊

ビタミンE

[不整脈（心室頻脈）]

効き目😊😊😊😊

マグネシウム

[心不全（うっ血性心不全）]

効き目😊😊😊

アルギニン、カルニチン、ターミナリア（トロピカルアーモンド）、タウリン

効き目😊😊

ビタミンE

効き目😊😊😊😊😊…効きます　　効き目😊😊😊😊…おそらく効きます
効き目😊😊😊…効くと断言はできませんが、効果の可能性が科学的に示されています

❌ 心臓病の方が飲んではいけない サプリメント・健康食品

[うっ血性心不全]
コルクの木、チョウセンアサガオ、ビール、ヒヨス、ベラドンナ、ヨウシュハシリドコロ、リン酸塩、ワイン

[狭心症]
イノシトール、カントリーマロウ、ナイアシンとニコチンアミド（ビタミンB3）、ビール、ブルーコホシュ、ワイン

[虚血性心疾患]
β－カロテン（心臓の血管形成手術を予定されている方）、アルギニン（発作歴のある方）、イノシトール

[不整脈]
KHAT、カフェイン、カラバルマメ、魚油（埋め込み型除細動器を使用している方）、紅茶、コルクの木、セイヨウゴマノハグサ、ダイダイ、チョウセンアサガオ、デビルズクロー、ドロマイト、マグネシウム

[心疾患一般]
AMERICAN HELLEBORE、アスパラガス（心臓病による水分のうっ滞）、アラセイトウ、ウーロン茶、エゾウコギ、エニシダ（ハーブ）、オーク（樹皮）、カキネガラシ、カフェイン、ガラナ豆、カラバルマメ、甘草、ガンボジ、カントリーマロウ、ギンヨウボダイジュ、クズ、クリスマスローズ、ゲルセミウム、紅茶、

効き目❋❋…効かないかもしれません
効き目❋…おそらく効きません。または効きません

コーラの木の実、コカ、サンザシ、ジギタリス、シナノキ（乾燥花）、ジュニパー、ショウガ、ストロファンツス、スワンプミルクウィード、セイタカアワダチソウ（心臓病による体液うっ滞）、セレウス、ダイオウ、ダイダイ、タンニン酸、朝鮮人参、チラトリコール、ツクシ、デビルズクロー、ドイツスズラン、トウゲシバ、トコン、ナズナ、ビール、ヒューペルジンA、ヒヨス、プーアール茶、フキタンポポ、ブルーコホシュ、ベスルート、ヘムロック・スプルース、ホアハウンド、ホルスコリン、マオウ（麻黄）、マテ、マリファナ、マンドラゴラ、ミルラ、ムラサキマサキ、モミ、ヤナギトウワタ、ヨウシュハシリドコロ、ヨーロッパヤドリギ、ヨヒンベ、ラビジ、リチウム、緑茶、リン酸塩、ロベリア、ワイン

心臓病の方は注意が必要なサプリメント・健康食品

[不整脈]

アロエ、エチレンジアミン-4-酢酸（食品に含まれている以上の量は不可）、クレアチン、コンドロイチン、ルバーブ

[心疾患一般]

オレアンダー、ビタミンC（最近発作を起こした方、心臓の血管形成術を受けた方は総合ビタミン剤に通常含まれている以上の量は不可）、ビタミンE（1日400mg以上は不可）、マザーワート、メチオニン、葉酸（1日400μg以上は不可）

効き目✦✦✦✦✦…効きます　　効き目✦✦✦✦…おそらく効きます
効き目✦✦✦…効くと断言はできませんが、効果の可能性が科学的に示されています

脂質異常症（高脂血症）

　血液中の脂質は、中性脂肪（トリグリセリド）、コレステロール、リン脂質、脂肪酸などです。食事から摂る脂肪の大部分は中性脂肪です。コレステロールはもちろん食事のなかに含まれていますが、肝臓でも生成されます。脂質のうち動脈硬化と深く関連するのは、中性脂肪とコレステロールです。

　コレステロールは血液中では、たんぱく質と複合体を形成して存在しています。これを、リポタンパクといいます。リポタンパクは、比重により高比重リポタンパク（HDL：善玉コレステロール）と低比重リポタンパク（LDL：悪玉コレステロール）のように区別されます。

　以前は、高脂血症と呼ばれていた病名は、現在では「脂質異常症」となりました。善玉コレステロールの量が多いときにも検査データ上は、総コレステロールの値が高くなり、高脂血症と診断されてしまうことなどから、この名称は適切ではないと判断されたのです。

　脂質異常症は動脈硬化を招き、心筋梗塞や脳梗塞の原因となります。また、大腸がんや乳がん、前立腺がんなどとの関連も指摘されています。日本人における三大死因は、がん、心疾患、脳血管疾患ですが、いずれの病気もその原因に脂質異常

効き目✿✿…効かないかもしれません
効き目✿…おそらく効きません。または効きません

症が大きな割合を占めていることは間違いありません。

脂質異常症では、食事から摂る脂肪分を減らし、定期的に運動を行うなど、生活習慣を改善することによってHDLコレステロールを増やすことが大切です。日頃から食事と運動に気を配り、予防に努めることが健康長寿の第一歩となります。

◎サプリメント・健康食品を摂るときは……

サプリメント・健康食品には食物繊維のように脂質の吸収を妨げ、コレステロールの排出を促すものと、紅麹のようにコレステロールの合成を抑える働きをするものがあります。薬の効果を適切に保つため、脂質異常症の治療を受けている方、医薬品を服用している方は、サプリメント・健康食品を使用する前に必ず医師・薬剤師にご相談ください。

★ サプリメント・健康食品の効き目ランキング！

[高中性脂肪]

効き目✿✿✿✿✿
魚油

効き目✿✿✿✿
タラ肝油

効き目✿✿✿
イヌリン、メソグリカン

効き目✿✿✿✿✿…効きます　　効き目✿✿✿✿…おそらく効きます
効き目✿✿✿…効くと断言はできませんが、効果の可能性が科学的に示されています

[高コレステロール]
効き目 ✿✿✿✿✿
ナイアシン

効き目 ✿✿✿✿
β-シトステロール（植物ステロール）、亜麻の種子、オーツ、オート麦フスマ、サイリウム（オオバコ）、シトスタノール（植物ステロール）

効き目 ✿✿✿
β-グルカン、アーティチョーク、アボカド、アルファルファ、イノシトール、イングリッシュウォールナッツ、オオムギ、オリーブオイル、オレンジ、ガーリック、カルシウム、ガンマオリザノール、魚油、グアーガム、米ぬか、ジアオグラン（アマチャヅル）、大豆、大豆油、ニコチン酸イノシトール、ブラックサイリウム、ペクチン、紅花、ポリコサノール（オクタコサノール）、マカデミアナッツ、マグネシウム、ヨーグルト、レッドクローバー（女性）

効き目 ✿✿
アカシアガム、アマランサス、イヌリン、タラ肝油、レシチン

効き目 ✿
ケフィア

[高中性脂肪・高コレステロール]
効き目 ✿✿✿✿
紅麹

効き目 ✿✿✿
緑茶

効き目 ✿✿…効かないかもしれません
効き目 ✿…おそらく効きません。または効きません

効き目✲✲

グッグル

❌ 脂質異常症の方が飲んではいけないサプリメント・健康食品

[高中性脂肪]
N-6系脂肪酸、亜麻の種子、ビール

[高中性脂肪・高コレステロール]
ワイン

[V型高リポタンパク血症]
ビタミンA

[シトステロール血症]
β －シトステロールなど植物の脂質を含むサプリメント・健康食品

❗ 脂質異常症の方は注意が必要なサプリメント・健康食品

寒天、魚油、コーヒー（フィルターを使用しないで抽出されたもの）、ココナッツオイル（摂り過ぎに注意）

効き目✲✲✲✲✲…効きます　　効き目✲✲✲✲…おそらく効きます
効き目✲✲✲…効くと断言はできませんが、効果の可能性が科学的に示されています

動脈硬化（動脈硬化症）

　日本人の死因第2位と3位である、心臓の疾患と脳の疾患はいずれも動脈硬化がおもな原因です。

　動脈硬化には、①コレステロールなどが血管の内壁に付着して血管を狭くするアテローム性動脈硬化（粥状（じゅくじょう）動脈硬化）、②高血圧によりつねに高い内圧にさらされて細い動脈がもろく狭くなる細動脈硬化、③血管の内側と外側の間にある中膜にカルシウムがたまってもろくなり、脚や首に起きやすい中膜硬化などがあります。

　動脈硬化を原因とする病気には、脳梗塞、脳出血、心筋梗塞、狭心症、大動脈瘤、閉塞性動脈硬化などがあり、いずれも生命に関わる症状を引き起こします。また、脳での動脈硬化は、脳卒中の治療後も痴呆や体のまひなど後遺症を残し、寝たきりや不自由な生活を強いられることになります。

　動脈硬化の原因には肥満（内臓脂肪）、血中の高コレステロールや高中性脂肪、高血圧、高血糖などが挙げられます。いわゆるメタボリック・シンドロームにならないよう注意することが動脈硬化の予防となります。

　すべての生活習慣病に共通することですが、栄養のバランスに気を配り、食べ過ぎない、定期的な運動、十分な休養と禁煙を実行することが健康

効き目✲✲…効かないかもしれません
効き目✲…おそらく効きません。または効きません

◎サプリメント・健康食品を摂るときは……

　ニンニク（ガーリック）や魚油などは、アスピリン等の抗血栓治療薬に似た作用を持ち、動脈硬化予防に効果があるといわれています。このようなサプリメント・健康食品は出血傾向を強める可能性があるので注意が必要です。とくに複数のサプリメントを摂取している場合は気をつけましょう。ほかにもナットウキナーゼなど納豆由来の製品や、イチョウ葉のサプリメントも同様の注意が必要です。

　動脈硬化と診断された方や治療を受けている方、医薬品を服用している方は、サプリメント・健康食品を利用する前に必ず医師・薬剤師に相談してください。

★ サプリメント・健康食品の効き目ランキング！

[アテローム性動脈硬化]
効き目 ✪✪✪✪
予防として：ビール、ワイン

効き目 ✪✪✪
ガーリック、ナイアシンとニコチンアミド（ビタミンB_3）
予防として：α-リノレン酸、魚油、紅茶、ビタミンC（アスコルビン酸）

効き目 ✪✪✪✪✪…効きます　　効き目 ✪✪✪✪…おそらく効きます
効き目 ✪✪✪…効くと断言はできませんが、効果の可能性が科学的に示されています

動脈硬化

効き目 ✿✿
ビタミンE

❌ 動脈硬化の方が飲んではいけないサプリメント・健康食品
メチオニン

❗ 動脈硬化の方は注意が必要なサプリメント・健康食品
ビタミンD

効き目✿✿…効かないかもしれません
効き目✿…おそらく効きません。または効きません

肥満（肥満症）

　一般には外見的に太っていれば肥満、と考えがちですが、具体的に肥満度を測定する基準があります。ボディ・マス・インデックス（BMI）、肥満指数と呼ばれる判定方法がそれで、体重（kg）÷［身長（m）×身長（m）］で計算されます。このBMI値が25を超えると肥満とされ、肥満度は1から四段階に分類されています。

　肥満症と診断されるには、BMIが25以上であり、次のいずれかの条件を満たすことが必要です。ひとつは、肥満に起因ないし関連し、減量を要する（減量により改善する、または進展が防止される）健康障害、すなわち高血圧や高血糖、高脂血症などがひとつ以上ある場合です。そして、もうひとつは、「内臓脂肪型肥満」と呼ばれる健康障害を伴いやすいハイリスク肥満です。内臓脂肪型肥満であるか否かは腹部CTによる測定が必要です。

　BMIが25以下と、明らかな肥満ではなくとも、体脂肪、とくに内臓脂肪が多い場合には、「隠れ肥満」とも呼ばれ注意が必要です。

　肥満は、がん、心疾患、脳血管疾患の三大死因をはじめ、糖尿病、痛風、関節痛などあらゆる生活習慣病の温床となり得ます。さらに睡眠時無呼吸症候群の原因ともなり、危険度を高めます。

　肥満とは、使用されるエネルギーよりも食事か

効き目 ✿✿✿✿✿…効きます　　効き目 ✿✿✿✿…おそらく効きます
効き目 ✿✿✿…効くと断言はできませんが、効果の可能性が科学的に示されています

ら摂取されるエネルギーが多い状態から起こります。食事に含まれるエネルギー（カロリー）量をよく知り、運動によって摂取したエネルギーを消費しなければ肥満は解消されません。ウォーキングやジョギングなどの有酸素運動は脂肪を燃焼させますが、さらに筋肉を増やすことで基礎代謝を上げ、太りにくい体になります。

体脂肪には100gで約700kcalのエネルギー量があり、1kgの減量には、なんと約7000kcalの消費が必要ということになります。飽食を続ければあっという間に肥満となりますが、減量には大変な努力と時間が必要となることを知っておきましょう。

◎サプリメント・健康食品を摂るときは……

サプリメント・健康食品の役割は、食事からの脂肪吸収を抑えたり、脂肪を付きにくくしたりするなど限定的で、直接の減量効果は期待できません。減量に近道なし、サプリメント・健康食品はあくまでも食事と運動に対する補助と心得ましょう。

肥満症と診断された方や治療を受けている方、医薬品を服用している方は、サプリメント・健康食品を利用する前に必ず医師・薬剤師に相談してください。

効き目✲✲…効かないかもしれません
効き目✲…おそらく効きません。または効きません

サプリメント・健康食品の効き目ランキング!

[肥満]

効き目 ✿✿✿

カルシウム、共役リノール酸、魚油、ジアシルグリセロール、ビタミンD

効き目 ✿✿

イヌリン、ガルシニア、キトサン、グアーガム

肥満の方が飲んではいけないサプリメント・健康食品

ジアシルグリセロールや中鎖脂肪酸といった油脂類が特定保健用食品（トクホ）として知られていますが、トータルとしての油脂や脂質の摂取量を抑えなければならないことに変わりはありません。トクホの食用油を使用しているから食事の内容は変えなくて大丈夫、というわけにはいかないのです。

肥満の方は注意が必要なサプリメント・健康食品

α-リノレン酸、イングリッシュウォールナッツ、共役リノール酸（高用量での使用）、ココナッツオイル

効き目 ✿✿✿✿✿…効きます　　効き目 ✿✿✿✿…おそらく効きます
効き目 ✿✿✿…効くと断言はできませんが、効果の可能性が科学的に示されています

高血圧(高血圧症)

　平成18年の国民健康・栄養調査によると、日本における高血圧の患者数は約3970万人と推定されています。しかし、医療機関で治療を受けているのは、このうち800万人程度に過ぎません。その理由として、高血圧自体には自覚症状がなく、病気であることを実感できないためと考えられます。しかし、高血圧は患者自身が気づかないうちに心筋梗塞や脳卒中などを引き起こすおそろしい病気なのです。高血圧がサイレントキラー（静かなる殺人者）と呼ばれるゆえんです。

　「死の四重奏」という言葉があります。高血圧、肥満とくに内臓脂肪型肥満、脂質異常症（高脂血症）、糖尿病の四つが揃うと、心筋梗塞などの心臓病での死亡率が俄然高まるというこわい話です。その「死の四重奏」の前段階が「メタボリックシンドローム」です。すなわち、高血圧に肥満と脂質異常症あるいは高血糖が加わると、糖尿病や心臓病の発症リスクが増大し、すでにある場合には、それが悪化します。

　血圧は日中活動しているときには高くなりますが、睡眠中は下がります。1日のうちでも、活動の状況によって変化しますし、緊張や不安でも高くなります。

　しばしば耳にすることですが、家庭で血圧を測

効き目✿✿…効かないかもしれません
効き目✿…おそらく効きません。または効きません

定すればさして高くはないのに、病院で測ると高い血圧となる方がいます。これは「白衣高血圧」と呼ばれる状態です。その一方で、普段家庭で測定すると高血圧であるにもかかわらず、診察室では正常血圧となる方がいます。このような現象は「仮面高血圧」と呼ばれます。原則として、自宅での測定値がより正しいその方の血圧とみなされます。なお、家庭では朝食前に2回の血圧を実施するようにすすめられています。その理由は、心筋梗塞や脳卒中の発症は、朝、起床後に多発するからです。

一般に最大血圧（収縮期血圧）が140mmHg、最小血圧（拡張期血圧）が90mmHg以上のときを高血圧といいます。そして最大130〜139mmHg、あるいは最小85〜89mmHgのときには正常高値血圧といい、正常と高血圧の境界にあると考えられています。

高血圧の原因はさまざまです。加齢（動脈硬化）、腎臓障害、心臓障害、ホルモンの異常などによるものがあります。原因がはっきりしないものは本態性高血圧と呼ばれます。この本態性高血圧では遺伝的素因、環境、ストレス、食生活などが複雑に絡んでいます。

動脈硬化は高血圧を招き、高血圧は動脈硬化を悪化させます。その結果、脳卒中や心筋梗塞などの心臓血管系の病気が起きやすくなります。

治療には、まず生活習慣の改善が必要です。体

効き目 ✹✹✹✹…効きます　　効き目 ✹✹✹…おそらく効きます
効き目 ✹✹…効くと断言はできませんが、効果の可能性が科学的に示されています

重のコントロール、塩分の制限（1日の摂取食塩量は10g以下）、禁煙、節酒、可能な限りの適度な運動です。それでも血圧が下がらない場合には、降圧薬が必要です。

　血圧を下げる目標にしたい血圧は、中年までは最大血圧が130mmHg未満、最小血圧85mmHg未満、高齢者では140mmHg未満、最小血圧90未満です。高齢者の場合は動脈硬化が進んでいますから、血圧を下げ過ぎると、めまい、頭重、全身の倦怠感、食欲不振などが起き、危険です。

◎サプリメント・健康食品を摂るときは……

　カリウムは大量摂取すると高カリウム血症を招き危険です。サプリメントで摂取する場合はとくに注意してください。また、腎機能が低下している場合にはカリウムの摂取を控えなければなりません。腎臓病の方は必ず医師にご相談ください。

　高血圧症と診断された方や治療を受けている方、医薬品を服用している方は、サプリメント・健康食品を利用する前に必ず医師・薬剤師に相談してください。

★ サプリメント・健康食品の効き目ランキング！

[高血圧]
効き目 ✿✿✿
α－リノレン酸、オリーブオイル、オリーブ（葉）、

効き目 ✿✿…効かないかもしれません
効き目 ✿…おそらく効きません。または効きません

オレンジ、ガーリック、カリウム、カルシウム、魚油、ココア、サイリウム（オオバコ）、ステビア、タラ肝油、ピクノジェノール、ビタミンC、マグネシウム

効き目★★
γ-リノレン酸、EPA、オーツ、ビタミンE

❌ 高血圧の方が飲んではいけないサプリメント・健康食品

γ-ヒドロキシ酪酸塩（GHB）、γ-ブチロラクトン（GBL）、エゾウコギ、エニシダ（花）、エニシダ（ハーブ）、エリキャンペーン、カバノキ、カフェイン、ガラナ豆、甘草、カントリーマロウ、紅茶、コーラの木の実、コーンシルク、コカ、ジャイアントフェンネル、ジュニパー、セイタカアワダチソウ、ダイダイ、朝鮮人参、チラトリコール、ツルニチニチソウ、デビルズクロー、パセリ（種子）、パセリ（葉、根）、フキタンポポ、ブタンジオール（BD）、ブルーコホシュ、ベイベリー、ホルスコリン、マオウ（麻黄）、マテ、マリファナ、マンドラゴラ、メラトニン、ヨヒンベ、ラビジ、緑茶、リンドウ、ワイン

❗ 高血圧の方は注意が必要なサプリメント・健康食品

コーヒー、ビール

効き目★★★★★…効きます　　効き目★★★★…おそらく効きます
効き目★★★…効くと断言はできませんが、効果の可能性が科学的に示されています

糖尿病

　厚生労働省が実施している「患者調査」は、病院や診療所など医療施設を利用している患者について、傷病状況の実態を明らかにする目的で3年に一度実施されています。2005年の調査によると、糖尿病の総患者数（継続的に医療を受けている患者数の推計値）は、男性132万人、女性115万人、計247万となっています。そして、極めて深刻な状況として、糖尿病患者の後ろには、実に約1400万人ともいわれる糖尿病予備群が控えているということがわかっています。

　糖尿病は、尿検査と血糖検査で容易に診断がつきます。また、糖尿病の経過が悪化しているかどうかを調べる、尿中・血中ケトン体検査を行うこともあります。糖尿病の方は、年1～2回はX線検査、心電図、眼底、腎機能、神経の検査を、年3～4回は肝機能、コレステロール値の検査を行い、合併症をチェックするといいでしょう。

　いうまでもなく、糖尿病にならないことが大切です。そのために、定期健康診断や人間ドック検査を受けることで、糖尿病になる前の段階での早期発見を心がけねばなりません。現在の血糖値や過去1ヵ月間の血糖値の平均値をみるヘモグロビンA1c検査、糖負荷試験と呼ばれる検査などが簡便で有用です。

効き目 ✲✲…効かないかもしれません
効き目 ✲…おそらく効きません。または効きません

血糖値が軽度に高いとわかれば、その時点で、糖尿病予備群の仲間入りです。血糖値が糖尿病といえるほど高くはないが、正常値でもない場合のことで、境界型とも呼ばれます。境界型は糖尿病ではありませんが、将来、糖尿病になる危険がある状態です。すぐに医師の診察を受け、糖尿病の精密検査を受ける必要があります。

　予備群から本格的に糖尿病にならないためには、適切な自己管理が大切です。そのためにも、食生活を欧米型の脂肪分の多い食事から日本の伝統的な食事に戻し、適度な運動、ストレスの解消などを心がけましょう。脂質や糖質の摂取量を適切に守り、肥満を防ぐことも大切です。

　運動は年齢や体調を考慮して医師のアドバイスを受けながら、自分に合った運動を続けるのがよいでしょう。

　糖尿病は血液中のブドウ糖が過剰になる病気です。血液中のブドウ糖はインスリンというホルモンによって細胞内に取り込まれ、エネルギーとして消費、あるいは脂肪として貯蔵されるのですが、なんらかの原因でインスリンの量が減ったり働きが悪くなったりすると、血糖値の高い状態が続いて、糖尿病へと進行していきます。

　日本における糖尿病は2型糖尿病と呼ばれるタイプが9割以上を占め、その原因は生活習慣によるものがほとんどです。糖尿病には合併症があり、年間1万人ほどが糖尿病で亡くなっています。

効き目 ●●●●●…効きます　　効き目 ●●●●…おそらく効きます
効き目 ●●●…効くと断言はできませんが、効果の可能性が科学的に示されています

糖尿病の三大合併症とは、①網膜の血管が侵されて悪化すると網膜出血を起こして失明を招く網膜症。②腎臓は細い血管のかたまりのような臓器で、この毛細血管が障害を受け、血液のろ過機能を失ってしまう腎症。③手足の末梢神経や自律神経が損傷し、全身にさまざまな症状をもたらす。足などではしびれや感覚まひ、けがをしても痛みを感じないため感染を起こして壊疽に至り、切断を余儀なくされるケースもある神経障害のことです。なかでも腎症は深刻で、日本における人工透析原因の第1位が糖尿病腎症によるものです。

さらに、糖尿病患者は脂質異常症（高脂血症）や高血圧を併発することが多く、動脈硬化を促進し、脳卒中や心筋梗塞などのリスクを高めます。このように病態が複合して現れるところが生活習慣病のおそろしいところです。

糖尿病もほかの生活習慣病と同様、初期には自覚症状がなく、食生活の乱れや運動不足、肥満などから悪化していきます。生活習慣を改めることは当然ですが、定期的に検診を受けて、血糖値や血中脂質、血圧など自分自身のデータを把握しておくことも大切です。

◎サプリメント・健康食品を摂るときは……

サプリメント・健康食品には糖の吸収を妨げたり、血糖値を下げたりする働きのある成分を含むものがあります。ただし、糖質は人に欠かせない

効き目✿✿…効かないかもしれません
効き目✿…おそらく効きません。または効きません

栄養素ですから、必要以上にサプリメントを摂ることはおすすめできません。それよりも、血糖値が急激に上がらないように、食事はゆっくりとよくかんで、時間をかけていただくなどの工夫を。

糖尿病と診断された方や治療を受けている方、医薬品を服用している方は、サプリメント・健康食品を利用する前に必ず医師・薬剤師に相談してください。

サプリメント・健康食品の効き目ランキング!

[糖尿病]

効き目✪✪✪

α-リポ酸、アガリクス茸、アメリカジンセン、オーツ、オート麦フスマ、カフェイン、ガラパゴスウチワサボテン、キサンタンガム、グアーガム、クロム、コンニャクマンナン、サイリウム（オオバコ）、大豆、朝鮮人参、ナイアシンとニコチンアミド、ミルクシスル

予防として：コーヒー、ビール、ワイン

効き目✪✪

β-カロテン、DHA（ドコサヘキサエン酸）、EPA（エイコサペンタエン酸）、ガーリック、クランベリー、ジャンボランの葉、セレン、トマト、フスマ

予防として：クロム、ビタミンC、ルテイン

効き目✪

魚油

効き目✪✪✪✪✪…効きます　　効き目✪✪✪✪…おそらく効きます
効き目✪✪✪…効くと断言はできませんが、効果の可能性が科学的に示されています

糖尿病　47

[糖尿病神経障害]

効き目✺✺✺✺
唐辛子（塗布使用）

効き目✺✺✺
α－リポ酸、γ－リノレン酸、カルニチン、大豆

効き目✺✺
セント・ジョンズ・ワート

効き目✺
イノシトール

[糖尿病網膜症]

効き目✺✺✺
イチョウ、ビルベリー

[糖尿病腎症]

効き目✺✺✺
タラ肝油、ビタミンC

❌ 糖尿病の方が飲んではいけないサプリメント・健康食品

COWHAGE、DMSO（ジメチルスルホキシド）、D－マンノース、KHAT、アスペン、アメリカジンセン、アルファルファ、アロエ、イラクサ、インドセンダン、ウィローバーク、エゾウコギ、エリキャンペーン、カフェイン、カラバルマメ、カントリーマロウ、キカラスウリ、グアーガム、クレアチン、コーンシルク、ジャガイモ、ジュニパー、ショウガ、セイヨウゴマノハグサ、セージ、ソロモンズシール、ダミアナ、チェロキーローズヒップ、チャンカピエドラ、中鎖脂肪酸、朝鮮人参、

効き目✺✺…効かないかもしれません
効き目✺…おそらく効きません。または効きません

チラトリコール、ツクシ、デヒドロエピアンドロステロン、デビルズクロー、ニコチン酸イノシトール、ニワトコの花、バイカルスカルキャップ、ヒマワリ油、フユアオイ（冬葵）、ブルーコホシュ、分岐鎖アミノ酸、マオウ（麻黄）、ミルラ、メラトニン、ヤエムグラ、薬用ガレーガ、ユーカリ（葉）、ユーカリ油、ヨヒンベ、リボース、硫酸ヒドラジン、ローズヒップ

❕ 糖尿病の方は注意が必要なサプリメント・健康食品

$α$-リポ酸、$α$-リノレン酸（食品に含まれている以上の量は不可）、N-アセチルグルコサミン、アイビーゴード、アガリクス茸、アナトー、インゲンマメ、ウスベニタチアオイ、エチレンジアミン-4-酢酸（食品に含まれている以上の量は不可）、共役リノール酸（医薬品量での使用は不可）、クズ、グルコサミン塩酸塩、グルコサミン硫酸塩、コーヒー（なるべく飲まない）、ココア（多量摂取不可）、ジオウ（地黄）、シナモン（カシア）、シナモン（樹皮、血糖値を下げる糖尿病の治療薬と併用すると血糖値を下げ過ぎることがあるので食品に含まれている以上の量は不可）、ジプシーワート、セイヨウトチノキ、タマネギ、ティノスポラ・コルディフォリア、ナイアシンとニコチンアミド（ビタミンB_3）、ニガウリ、バナジウム、ビタミンC（総合ビタミン剤に通常含有されている以上の量は不可）、ビタミンE（1日400mg以上は不可）、ビルベリー、フェヌグリーク、

効き目★★★★★…効きます　　効き目★★★★…おそらく効きます
効き目★★★…効くと断言はできませんが、効果の可能性が科学的に示されています

ブラックサイリウム、ブラックマルベリー、ブルーベリー、ホワイトマグワート、ローカストビーン（食品に含まれている以上の量は不可）

腎臓病（腎臓障害、腎臓結石）

腎臓はおもに血液をろ過して老廃物を尿として排出する器官です。腎臓はそら豆の形をした臓器で、内部は糸球体（ろ過装置）、尿細管、間質部と呼ばれる三つの部分からなります。糸球体がある外側の部分で尿を作り、作られた尿は内側に集められます。尿が集められるところが腎盂と呼ばれる部位です。そのあと、尿は尿管を経由して膀胱に流れ落ちます。

ろ過装置の糸球体は細い血管でできた毛糸玉のような形をしています。糸球体のろ過機能が低下すると、排出されなかった老廃物が血液中にたまることで尿毒症になります。また、尿細管では、血液中のナトリウムやカリウムなどのミネラル、水分などを出し入れして体液中の電解質と呼ばれるミネラルイオンのバランスを取ります。このバランスが崩れると、身体機能に不調をきたします。

腎臓の病気には、急性腎炎、腎盂腎炎、慢性腎炎、急性腎不全、慢性腎不全、腎臓結石などがあります。

●急性腎炎

腎炎とは腎臓の炎症ですが、とくに糸球体に生じる炎症が大切です。急に発症する急性腎炎と徐々に進行する慢性腎炎があります。溶連菌感染

効き目 ✺✺✺✺✺…効きます　　効き目 ✺✺✺✺…おそらく効きます
効き目 ✺✺✺…効くと断言はできませんが、効果の可能性が科学的に示されています

症で扁桃炎や咽頭炎が起こり、のどの痛みや発熱がおさまってから1〜2週間後に発症します。

　前兆として、全身の倦怠感、気持ちが悪い、嘔吐、のどが痛い、頭痛がする、下痢・便秘などの症状が現れます。引き続き、足がむくむ、尿の色が濃い（血尿）、尿が濁っている、泡立つ（たんぱく尿）、尿量の減少、高血圧が出てくると腎炎になった可能性は高いといえます。

　子どもや若い人に多く、急に発症します。急性腎炎は食事療法と安静が原則で、食事制限があります。とくに塩分、たんぱく質、水分の摂取を制限します。尿の検査でたんぱく尿がマイナス、赤血球が認められなくなれば、治ったことになります。急性腎炎は、治っても1年間は定期的な検尿が必要です。

●慢性腎炎

　腎臓病のなかで、もっとも多い病気が慢性腎炎、とりわけ慢性糸球体腎炎です。ほとんど自覚症状がなく、多くは集団検尿で発見されます。数年あるいは数十年かけて進行し、糸球体の機能が徐々に失われるネフローゼや慢性腎不全になる可能性もあります。食事療法を行いながら経過観察をしますが、悪化すると人工透析をしなければなりません。

　慢性腎炎のなかでその半数近くを占めている病気は、IgA腎症と呼ばれるものです。この病気は

効き目✿✿…効かないかもしれません
効き目✿…おそらく効きません。または効きません

10代後半から30代前半に発病し、やや男性に多いようです。腎臓を構成する糸球体と呼ばれる部分にIgAという物質が沈着していることが特徴です。多くの場合血尿があり、上気道感染（風邪）や感染性胃腸炎などの数日後にみられます。たんぱく尿は軽度で、ネフローゼ症候群や高血圧を合併する頻度も多くありません。一般的に予後はよいのですが、慢性腎炎の20〜30％が5年ないし20年の経過の後に腎不全となります。

　血液中のブドウ糖が多過ぎると腎臓でろ過しきれず、糖が尿に混じってしまいます。これが糖尿病で、慢性化すると腎臓の毛細血管に損傷を与えて、人工的に透析をしなければならなくなります。糖尿病までは至っていない場合であっても、血糖値が高めの糖尿病予備群では、かくれ腎臓病ともいえる腎機能の低下を起こしている場合があります。

◎サプリメント・健康食品を摂るときは……

　腎臓の機能が低下しているときは、塩分やカリウム、たんぱく質などの摂取に注意しなければなりません。アミノ酸やプロテインだけでなく、大豆もたんぱく質を多く含んでいます。サプリメント・健康食品を摂る場合は、食事に含まれる栄養素とのバランスにも注意してください。

　腎臓病と診断された方や治療を受けている方、医薬品を服用している方は、サプリメント・健康

効き目 ✹✹✹✹✹…効きます　　効き目 ✹✹✹✹…おそらく効きます
効き目 ✹✹✹…効くと断言はできませんが、効果の可能性が科学的に示されています

食品を利用する前に必ず医師・薬剤師に相談してください。

★ サプリメント・健康食品の効き目ランキング!

[腎臓障害]
効き目✿
α-ケトグルタル酸

[尿タンパクを抑制]
効き目✿✿✿
大豆

[腎臓結石]
効き目✿✿✿
予防として:紅茶、米ぬか、ピリドキシン、フィチン酸(食事からの摂取)、マグネシウム

✕ 腎臓病の方が飲んではいけないサプリメント・健康食品

[腎臓病一般]
CUBEBS、L-トリプトファン、WATER DOCK、アスペン、アセロラ、アロエ、イエロードック、イラクサ、ウィローバーク、ウバウルシ、オーク(樹皮)、オークモス、カキドオシ、キラヤ、クレアチン、クロム、コノテガシワ、コンブ、サルサパリラ、ジギタリス、ジュニパー、スイバ、ステビア、ストロンチウム、タンニン酸、ツクシ、トルーバルサム、ドロマイト、ナスタチウム、パンガミン酸、ペルーバル

効き目✿✿…効かないかもしれません
効き目✿…おそらく効きません。または効きません

サム、ヘンルーダ、ホウ素、マーシュティー、モリンダ、ヨヒンベ、ラビジ、リジン、リチウム、リン酸塩、レモンバーベナ、ワイルドキャロット、ワタ

[腎臓病でむくみがある]

アスパラガス、セイタカアワダチソウ

[腎臓結石]

WATER DOCK、アセロラ、イエロードック、ウッドソレル、カントリーマロウ（腎臓結石の病歴がある方）、ナズナ、パンガミン酸、ブラックホウ、マオウ（麻黄）、水芭蕉（腎臓結石の病歴がある方）、ルバーブ、ローズヒップ（腎臓結石の病歴がある方）

[人工透析を受けている]

ビタミンK

腎臓病の方は注意が必要なサプリメント・健康食品

[腎臓病一般]

エチレンジアミン-4-酢酸（通常の食品以上の量は不可）、カルシウム、クレソン（通常の食品以上の量は不可）、大豆（通常の食品以上の量は不可）、ビタミンD、白檀（薬用量での使用は不可）

[腎臓結石]

クランベリー（クランベリージュースを1日に1リットル以上飲むと腎臓結石のリスクが増加する）、シリコン、ビタミンC（総合ビタミン剤に通常含まれている以上の量は不可）

効き目✿✿✿✿✿…効きます　　効き目✿✿✿✿…おそらく効きます
効き目✿✿✿…効くと断言はできませんが、効果の可能性が科学的に示されています

肝臓病

　肝臓は人体のなかでももっとも多くの役割を果たしている臓器です。肝臓の機能は大きく分けて四つあります。代謝、解毒、胆汁生成、循環調整です。

　代謝とは、生物の体内で起こる化学反応のことですが、肝臓の代謝機能には次のような働きがあります。①糖質代謝：血中に増え過ぎたブドウ糖をグリコーゲンに変える、低血糖のときにはブドウ糖をグリコーゲンに戻す。②脂質代謝：中性脂肪、コレステロール、高比重リポタンパク（善玉コレステロール）や低比重リポタンパク（悪玉コレステロール）を作る。③たんぱく代謝：アミノ酸からたんぱく質を作る。④そのほかに、出血時に血液を固める物質プロトロンビンを合成するなどがあります。解毒とは、薬剤やアルコールを分解して無害なものとして排泄することです。

　このように機能は実にさまざまですが、肝心の肝臓は、障害を受けても自覚症状を現すことはほとんどありません。これが「沈黙の臓器」と呼ばれるゆえんです。

　肝臓にはいろいろな病気が起こりますが、なかでもウイルス性肝炎とアルコール性肝障害がその大半を占めます。

効き目✺✺…効かないかもしれません
効き目✺…おそらく効きません。または効きません

●ウイルス性肝炎

　日本人のウイルス性肝炎のおもなものはA型、B型、C型の三つです。A型は生ガキ、シジミなどの食物や水から感染します。B型は輸血、血液製剤、針刺し事故、性行為などから感染します。C型も輸血、血液製剤、針刺し事故によるものがほとんどで、ウイルス性肝炎のなかでもっとも患者数が多くなっています。

　肝炎の症状としては、初期の頃は発熱や吐気、だるさ、など風邪に似た症状が出て、3～4日すると濃い色の尿や、皮膚や目に黄疸などの症状がみられます。

　急性肝炎でもっともおそろしいのは劇症肝炎になることです。劇症肝炎になる確率は、急性肝炎の1％程度ですが、一度劇症化すると死亡率は70％以上ともいわれています。劇症肝炎になる可能性は、C型がもっとも多く、B型がそれに続きA型が劇症肝炎になることはまれです。C型ならびにB型肝炎は、慢性化すると将来「肝硬変」になる可能性も出てきます。

●アルコール性肝障害、脂肪肝

　アルコールによる肝障害は、ウイルス性肝炎に比べて例数は多くありませんが、近年、やや増える傾向にはあります。アルコールなど人体にとっての異物、薬物は肝臓で代謝を受けて無害化され

効き目✲✲✲✲✲…効きます　　効き目✲✲✲✲…おそらく効きます
効き目✲✲✲…効くと断言はできませんが、効果の可能性が科学的に示されています

ますが、肝臓もダメージを受けます。アルコールの飲み過ぎなどで繰り返しダメージを受け続けると脂肪肝となります。

アルコールのほか、肥満や糖尿病などでも脂肪肝は起こります。食生活の欧米化に伴って、この脂肪肝が増えてきています。そもそも肝臓には、だれでも3%を少し超える程度の脂肪が含まれています。これが10%を超えると、細胞の中に脂肪滴という泡状のものが現れ、この脂肪滴がある程度を超してたまってくると、俗にいうフォアグラの状態となります。自覚症状はまずありませんが、肝炎が合併しやすくなります。さらに放置すると、脳動脈硬化、脳梗塞、認知症、心筋梗塞、糖尿病など、生活習慣病の元凶となります。

脂肪肝の原因は、肥満とアルコールの飲み過ぎです。脂肪肝で肝臓にたまった脂肪のほとんどは、エネルギーの過剰摂取や運動不足によってたまった中性脂肪です。肥満度が20%以上の人の場合、脂肪肝である可能性はとても高いものです。

脂肪肝に特徴的な自覚症状はありません。血液検査で肝臓の機能が低下していることが証明され、エコー（腹部超音波検査）検査あるいは、腹部CT撮影で肝臓の状態から脂肪肝と推測できます。脂肪肝になるのは、通常、飽食のツケが回ってきたと考えて間違いではありません。まず、肥満を治すことが先決です。飽食を続けながら治療できることではなく、エネルギー（カロリー）量の

効き目 ✱✱…効かないかもしれません
効き目 ✱…おそらく効きません。または効きません

摂取制限を行い、運動不足を解消することに尽きます。

また、脂肪肝も飲酒習慣を改めずに放置したままですと肝硬変になることがあります。そして、肝硬変は肝がんになりやすいことも忘れてはいけません。

◎サプリメント・健康食品を摂るときは……

肝臓によいとされるウコンを飲んで逆に肝障害を起こしたという報告例がありますが、その多くはすでに肝障害があり、これが悪化したものです。肝臓によいとされる成分でも肝臓で代謝を受ける化合物に変わりはなく、肝臓にとって負担となり症状を悪化させたと考えられています。

また、肝臓によい健康食品を摂っていれば大丈夫、とばかりに酒量を減らさない方も多いようですが、サプリメントは万能薬ではありません。酒量を減らす、休肝日を設けるなど大切な肝臓をいたわってあげましょう。

肝臓病と診断された方や治療を受けている方、医薬品を服用している方は、サプリメント・健康食品を利用する前に必ず医師・薬剤師に相談してください。

サプリメント・健康食品の効き目ランキング!

[アルコール性肝障害]

効き目 ✪✪✪✪✪…効きます　　効き目 ✪✪✪✪…おそらく効きます
効き目 ✪✪✪…効くと断言はできませんが、効果の可能性が科学的に示されています

効き目✹✹✹

SAMe、レシチン

効き目✹✹

α−リポ酸、魚油

[肝炎]

効き目✹✹✹

タウリン

[A型肝炎]

効き目✹✹

ホスファチジルコリン

[B型肝炎]

効き目✹✹

チャンカピエドラ（砕石茶）

[C型肝炎]

効き目✹✹✹

ラクトフェリン

効き目✹✹

セント・ジョンズ・ワート

> ## ❌ 肝臓病の方が飲んではいけない サプリメント・健康食品

ANDROSTENETRIONE、COWHAGE、DMSO（ジメチルスルホキシド）、GOLDEN RAGWORT、HARONGA、L−トリプトファン、TANSY RAGWORT、アジョワン、アスペン、アルカネット、アルパインクランベリー、アンドロステンジオン、イグナチウス豆、ウィローバーク、エニシダ（花）、オーク（樹皮）、オ

効き目✹✹…効かないかもしれません
効き目✹…おそらく効きません。または効きません

オルリソウ、カキドオシ、カバ、キオン、魚油、グルタミン、グレーターセランダイン（乾燥した地上部）、クロム、ケーラ、コンフリー、シモツケソウ、ジャワ・ターメリック、スイートクローバー、セイヨウフキ、タンニン酸、チャパラル、中鎖脂肪酸、チラトリコール、ツボクサ、デヒドロエピアンドロステロン、トンカ豆、ナイアシンとニコチンアミド（ビタミンB_3）、ニアウリオイル、ノボロギク、**蜂花粉**、ハッカ、バニラグラス、ビール、ビタミンA、ビタミンK、フォーチ、フキタンポポ、ブラックコホシュ、プリックリーアッシュ、プロゲステロン、ヘンルーダ、ボラージシードオイル、ボルド、マチン、マンガン、マンドラゴラ、ユーカリ油、ヨヒンベ、硫酸ヒドラジン、緑茶、リン酸塩、ルリジサ（花、乾燥した地上部）、ワイン

[肝硬変]
L－アルギニン、リン酸系のサプリメント・健康食品
※肝臓移植を受けた方はレンゲのサプリメント・健康食品を使用してはいけません。

肝臓病の方は注意が必要なサプリメント・健康食品

茵陳（肝臓疾患の治療を意図して使用しない）、エチレンジアミン-4-酢酸（食品に含まれている以上の量は不可）、ソーパルメット（ノコギリヤシ）

効き目✲✲✲✲✲…効きます　効き目✲✲✲✲…おそらく効きます
効き目✲✲✲…効くと断言はできませんが、効果の可能性が科学的に示されています

胃潰瘍（消化性潰瘍）

　胃潰瘍と十二指腸潰瘍を合わせて消化性潰瘍と呼び、よく似た症状を示します。共通した症状として、空腹時にみぞおちのあたりがキリリと痛む、何か食べると痛みが少なくなる、あるいは、食べると余計に痛くなる、このところなにがしかの強いストレスに悩まされている、などがあります。

　胃の中は、いつも胃液があります。ひとくちで胃液といっても、そのなかには胃の内壁を覆う粘液、消化に直接役立つ胃酸、胃液を出すきっかけを作るガストリン液、たんぱくを分解する酵素ペプシンなどがあります。粘液や胃酸は、胃の内壁全域にある小さな小さな井戸（胃小窩(いしょうか)）からわき出るのです。

　胃は食べた物を消化する場所です。胃液を駆使して、肉でも野菜でもとにかく消化します。それにもかかわらず自分の胃そのものが消化されないのは、胃に防御する機能があるからです。これを胃潰瘍防御因子といいます。防御因子の主役は、胃の内壁をカバーする粘液です。

　それに対して、胃を攻撃する因子は、胃潰瘍攻撃因子といいます。攻撃因子の主役は胃酸、すなわちpH2という酸です。健康な状態では、両者のバランスがちょうどよい具合に保たれています。

　防御因子が弱くなっても、攻撃因子が強くなっ

効き目 ✹✹…効かないかもしれません
効き目 ✹…おそらく効きません。または効きません

ても胃潰瘍になります。防御因子が弱くなる原因は、胃壁に張り巡らされている血管の血流障害です。その原因の最たるものはストレスです。ストレスで血管がけいれんして血液の流れが悪くなると、その部分をカバーする粘液が出にくくなり、防御システムが不十分になります。

一方の攻撃因子は胃酸以外に、ガストリン液、強いアルコール、たばこ、非ステロイド性抗炎症薬などさまざまあります。強いストレスがあるうえに、アルコール、たばこが加わると、防御と攻撃のバランスが崩れ、攻撃因子の大勝利となります。

[吐血と下血] 胃潰瘍で胃の中の血管が破れて出血すると、どす黒くなった血を吐血します。出血時には、血圧低下、激痛、冷や汗を伴うことがあります。

胃の中の血液が便とともに出ると、どす黒い便になります。コールタールのような色をしているので、タール便と呼ばれます。しかし下血のみでは異常に気がつかないことがあり、貧血になってやっと発見される場合も少なくありません。下血は、胃がんや大腸がんの症状でもあります。

[ピロリ菌] 胃潰瘍の原因の7割以上、十二指腸潰瘍では9割がピロリ菌の感染によるとされています。ピロリ菌は口から入って胃の中に住みつき、胃の粘膜に炎症を起こして慢性胃炎を発症し、慢性胃潰瘍へと進むことがあります。逆に、慢性的な胃・十二指腸潰瘍は、そのほとんどがヘリコバ

効き目★★★★★…効きます　　効き目★★★★…おそらく効きます
効き目★★★…効くと断言はできませんが、効果の可能性が科学的に示されています

クター・ピロリ菌によるものともいえます。ピロリ菌を除去することは、潰瘍を防ぐことにつながります。ピロリ菌は潰瘍だけでなく胃がんの原因となることも知られています。

◎サプリメント・健康食品を摂るときは……

梅干やブロッコリーの新芽（スプラウト）、ココアなどがピロリ菌を抑制するといわれていますが、これらの食品に含まれる成分がピロリ菌除去の可能性を示しているに過ぎません。通常の食事として食べる量以上の大量摂取は禁物です。

胃潰瘍と診断された方や治療を受けている方、医薬品を服用している方は、サプリメント・健康食品を利用する前に必ず医師・薬剤師に相談してください。

★★ サプリメント・健康食品の効き目ランキング！

[胃潰瘍]

効き目✿✿✿

亜鉛

効き目✿✿

魚油

[ピロリ菌抑制]

効き目✿✿✿

予防として：ビール（すでに潰瘍のある方は摂取不可）、ビタミンC、ワイン（すでに潰瘍のある方

効き目✿✿…効かないかもしれません
効き目✿…おそらく効きません。または効きません

は摂取不可)
効き目✹✹
ガーリック

❌ 消化性潰瘍の方が飲んではいけないサプリメント・健康食品

COWHAGE、QUEEN'S DELIGHT、アイスランドモス、アシュワガンダ、アスペン、アメリカサンショウ、アルニカ、イエロードック、インディアン・スネークルート、ウィローバーク、ウッドソレル、ウバウルシ、塩酸ベタイン、オウシュウサイシン、オーク（樹皮）、カスカラ、カッシア、ガンボジ、キナ、米ぬか、コルクの木、サニクル、スイバ、ズルカマラ、セネガ、ソープワート、チョウセンアサガオ、チョウセンゴミシ、チラータ、鉄、デビルズクロー、トウゲシバ、トコン、ナイアシン と ニコチンアミド（ビタミンB_3）、ナスタチウム、ニコチン酸イノシトール、ビール、ヒューペルジンA、紅花、ベラドンナ、ポインセチア、ホースラディッシュ、水芭蕉、ヤナギタデ、ヤラッパ、ヨウシュハシリドコロ、ロベリア、ワイン

❗ 消化性潰瘍の方は注意が必要なサプリメント・健康食品

クレソン（食品として食べる以上の量は不可）

効き目✹✹✹✹✹…効きます　　効き目✹✹✹✹…おそらく効きます
効き目✹✹✹…効くと断言はできませんが、効果の可能性が科学的に示されています

下痢

　下痢とは便が多量の水を含んでゲル状、水のようになった状態をいい、排便の回数も増えます。食べた物は胃・十二指腸で消化され、小腸で栄養分が吸収されたのち大腸に送り出されます。この時点ですでに便の原型ができています。しかし、水分がたくさん含まれているので、どろどろの状態です。泥状態の便は、腸管内をゆっくりと通過します。その間に水分は腸管の壁を通して吸収されます。水分を減らしながら便は徐々に硬くなっていき、直腸に達したあたりでは、通常の便の硬さになっていますが、その量は、およそ食べた物の半分程度にまでに減っています。

　しかし、なんらかの理由で便の通過速度が速まり、便から十分な水分が吸収されない場合や、大腸の壁から多めの粘液が出されると便は固くなれず、軟便、下痢の状態となります。

　食べ過ぎ、飲み過ぎ、冷たい物の摂り過ぎなどによる消化不良で生じた場合は、通常軽い下痢ですし、本人には思い当たる節があるものです。この場合には下痢止めを使うことが許されます。

　一方、感染性の胃腸炎では、しばしばひどい下痢が生じます。たとえばO-157やノロウイルス感染症などでは、激しい下痢が何日も続きます。このような下痢の場合には、下痢止めを使ってはいけ

効き目�✿…効かないかもしれません
効き目✿…おそらく効きません。または効きません

ません。下痢を止めてしまうことで、下痢の原因である細菌やウイルスを腸の中にとどめてしまうからです。水分を補給しながら必要に応じて薬使いながら体力の回復を待つしかありません。

そのほかに、腸から吸収されない物質が腸内に残ってしまうことで、便の水分が多くなって下痢を起こすこともあります。キシリトールやマルトースなど甘味料として使用される糖アルコールの過剰摂取や、牛乳に含まれる乳糖を分解できない乳糖不耐症などがそうです。

旅行者下痢症は一般に「水あたり」と呼ばれる旅行時の下痢です。またストレスや食事など少しの刺激によって起こる過敏性腸症候群も多くみられる下痢の原因です。

◎サプリメント・健康食品を摂るときは……

下痢になると体内の水分が失われ脱水症状になることもありますので、必ず水分補給を行いましょう。冷たい物は避け、少しずつこまめに摂るのがよいでしょう。また、下痢に伴って水溶性のビタミンやミネラルも多く失われます。症状に合わせてミネラルやビタミンも補給してください。

医薬品を服用している方は、サプリメント・健康食品を利用する前に必ず医師・薬剤師に相談してください。

効き目 ●●●●●…効きます　効き目 ●●●●…おそらく効きます
効き目 ●●●…効くと断言はできませんが、効果の可能性が科学的に示されています

サプリメント・健康食品の効き目ランキング!

[下痢]

効き目❄❄❄

グアーガム、コロストロム、サイリウム（オオバコ）、サングレデグラード

予防として：サッカロミセス・ブラディー（酵母）、乳酸菌、ビフィズス菌（乳酸菌と併用）

効き目❄❄

予防として：フルクトオリゴ糖

下痢の方が飲んではいけないサプリメント・健康食品

アメリカサンショウ、カッシア、米ぬか、サニクル、ズルカマラ、セイヨウイソノキ、センナ、ヒマシ油、ヒロハヒルガオ、ブルーコホシュ、ポインセチア、ポドフィルム、ミツガシワ、ヨーロピアンバックソーン、ルバーブ

下痢の方は注意が必要なサプリメント・健康食品

カリウム（消化器系障害の方は摂取不可）、ココア（多量摂取不可）

効き目❄❄…効かないかもしれません
効き目❄…おそらく効きません。または効きません

便　秘

　便秘とは十分な便の排泄が行われず、長期間体内にとどまることをいいます。排便の回数は個人差があり、乳児の場合は2〜3日に1回でも便が軟らかで、元気であれば問題ないといえます。

　便秘の原因としては、便の通り道に問題がある、または、便意の感じ方や腸の動きに問題がある、のふたつが考えられます。通り道に問題があるのは、成人では大腸や直腸などの腫瘍や炎症などによる狭窄や、腸が詰まってしまうイレウス（腸重積など）の場合です。これは病院での治療しかありません。

　一方、消化管の作りや形に問題がないものの、腸の動きが弱かったり、極端に強かったり、あるいは便のたまりを感じて排便する反射が起きづらかったりしても便秘は起こります。また、多くの方が経験している状況は、登校・出勤を急ぐあまり、便意を抑え込んでしまい手洗いに行くタイミングを失うケースです。

　一般的に便秘に悩む女性は多く、女性特有の骨格や腹筋や括約筋の強さ、ホルモンの影響などが原因として考えられます。

　最近では過度のダイエットが原因で便秘になる場合も少なくないようです。食事の量が少ないと腸のぜん動が鈍くなり、便が大腸内を通過する時

効き目 ✿✿✿✿✿…効きます　　効き目 ✿✿✿✿…おそらく効きます
効き目 ✿✿✿…効くと断言はできませんが、効果の可能性が科学的に示されています

間が長くなります。便が大腸内に長くとどまると水分が過度に吸収されて便は硬くなり、さらに排便しづらくなってしまいます。食事の量と比例して食物繊維の摂取量が減ることも一因でしょう。加齢によって筋力が衰えたり、食事の量が少なくなったりするため、高齢者にも便秘は多くみられます。

便秘をすぐに解消するのはむずかしいものですが、繊維質の多い適量の食事、十分に水分を摂ること、適度な運動が効果的です。便秘薬などを使用しても一時的な改善しか期待できないことを知っておきましょう。

日常生活での便秘予防策は以下のとおりです。①水分を十分摂り、食物繊維を多く食べるようにする。朝食は抜かないこと。②食後、便意がなくてもトイレに行く習慣をつける。可能ならば朝食後がよい。③散歩など適度な運動を欠かさない。④ストレスをため込まない。

◎サプリメント・健康食品を摂るときは……

サイリウム（オオバコ）やフスマなどの食物繊維は便の量を増やし便通をよくしますが、水分を大量に吸収して乾燥した状態の何十倍にも膨らみます。サイリウムなどの食物繊維を利用するときは、最初は少量からはじめ、十分な量の水と一緒に飲んでください。また寒天は乾燥した状態で摂取してはいけません。

効き目✹✹…効かないかもしれません
効き目✹…おそらく効きません。または効きません

医薬品を服用している方は、サプリメント・健康食品を利用する前に必ず医師・薬剤師に相談してください。

サプリメント・健康食品の効き目ランキング!

[便秘]

効き目✺✺✺✺✺
サイリウム（オオバコ）、ブラックサイリウム

効き目✺✺✺✺
オリーブオイル、カスカラ、セイヨウイソノキ

効き目✺✺✺
アロエ、イヌリン、寒天、キサンタンガム、グアーガム、フスマ

便秘の方が飲んではいけないサプリメント・健康食品

コルクの木、チョウセンアサガオ、ツルニチニチソウ、ハス、ヒヨス、ベラドンナ、ヨウシュハシリドコロ

便秘の方は注意が必要なサプリメント・健康食品

便秘以外に腸の狭窄や閉塞、けいれんなど腸の障害または疾患のある方は下記のサプリメント・健康食品を使用しないでください。
オート麦フスマ、米ぬか、サイリウム（オオバコ）、ブラックサイリウム

効き目✺✺✺✺✺…効きます　　効き目✺✺✺✺…おそらく効きます
効き目✺✺✺…効くと断言はできませんが、効果の可能性が科学的に示されています

認知症（アルツハイマー病など）

　認知症では脳の機能が障害を受け、物忘れからはじまり、次第に思考力や感情のコントロールができなくなり、人格も変化してきます。知能は低下し、今日の年月日（時間の見当）や今どこにいるか（場所の見当）など、これを「見当識」といいますが、その見当識が失われ、しかもそれらが徐々に進行していく病気です。

　原因となる疾患には、加齢によるアルツハイマー病（アルツハイマーとはこの病気を発見した医師の名前）、脳梗塞など脳血管の障害、パーキンソン病に似た運動障害を伴うびまん性レビー小体病などがあります。

　なかでもアルツハイマー病に脳血管疾患を併発するケースがもっとも多く、全体の40％以上を占めています。

　アルツハイマー病では脳の萎縮や神経伝達物質の減少がみられ、その原因は加齢や遺伝性のほか、食習慣や喫煙なども挙げられます。

　脳血管性認知症はその名のとおり脳梗塞や脳出血など脳の血管障害によって損傷を受けることで発症します。その背景には動脈硬化があり、さらに肥満、脂質異常症（高脂血症）、高血圧、糖尿病などの生活習慣病が根本原因となっています。認知症もまた生活習慣病のひとつといえるでしょ

効き目 ✲✲…効かないかもしれません
効き目 ✲…おそらく効きません。または効きません

う。野菜や魚をよく食べ、ウォーキングなどの有酸素運動を継続的に行い、禁煙をすることがどちらのタイプにも効果的です。

また、治療だけではなく、社会や家族のサポートやケアが必要です。とくに、アルツハイマー病は進行が止められないため、本人への病名告知なども重要になってきます。リハビリや会話といった刺激を与えることで、進行を遅らせる可能性もあります。

脳血管性認知症では症状の進行を抑える治療が行われます。脳卒中や脳梗塞の再発を防ぐことが大切で、予防には抗血小板薬などの薬物も使われています。

◎サプリメント・健康食品を摂るときは……

赤ワインに含まれるポリフェノールが認知症に有効である、とする研究がよく知られています。赤ワインは1日240mg（グラス1〜2杯）までなら安全とされていますが、アルコールに対する許容度は個人によって差が大きいので、自分に合った適量を楽しみ、飲み過ぎないようにすることが大切です。

認知症と診断された方や治療を受けている方、医薬品を服用している方は、サプリメント・健康食品を利用する前に必ず医師・薬剤師に相談してください。

効き目○○○○○…効きます　　効き目○○○○…おそらく効きます
効き目○○○…効くと断言はできませんが、効果の可能性が科学的に示されています

サプリメント・健康食品の効き目ランキング!

[認知症]

効き目 ✪✪✪
イチョウ、ホスファチジルセリン
予防として:ビタミンE

効き目 ✪✪
コリン

効き目 ✪
レシチン

[アルツハイマー病]

効き目 ✪✪✪
イチョウ、カルニチン、セージ、ナイアシンとニコチンアミド、ビタミンE、ホスファチジルセリン、レモンバーム

効き目 ✪✪
イノシトール、ピリドキシン(ビタミンB_6)
予防として:β-カロテン、ビタミンC

効き目 ✪
システイン、レシチン

[加齢による記憶力の低下]

効き目 ✪✪✪
カルニチン

効き目 ✪✪
ビタミンB_{12}(葉酸、ビタミンB_6と併用)

効き目 ✪
コリン

効き目 ✪✪…効かないかもしれません
効き目 ✪…おそらく効きません。または効きません

❌ 認知症の方が飲んではいけないサプリメント・健康食品

[アルツハイマー病]
セント・ジョンズ・ワート

❗ 認知症の方は注意が必要なサプリメント・健康食品

アルツハイマー病の薬として神経伝達物質であるアセチルコリンの取り込みを促進する医薬品があります。サプリメントのイチョウはこのコリンエステラーゼ阻害薬と同様の働きをします。処方薬との併用は避けてください。

脳卒中（脳出血、脳梗塞）

　血栓や動脈硬化などで脳の血管が詰まったり血流が滞る脳梗塞、脳の血管が破れて出血する脳出血、くも膜下出血などを併せて脳卒中と呼びます。かつて日本では脳卒中がもっとも多い死亡原因でしたが、近年は第3位となっています。

　しかし、現在でも脳卒中の患者数はがん患者をしのぐほど多く、半身まひや寝たきり状態、あるいは認知症になるなど、その後遺症は高齢期の生活の質を著しく低下させています。

　脳卒中の原因は動脈硬化がその大半を占めており、高血圧、脂質異常症（高脂血症）、糖尿病、肥満等の生活習慣病に加え、喫煙や大量飲酒が脳卒中のリスクをさらに高めます。

●脳出血

　脳出血は大脳の片側半分に起こることが多く、仕事中など活動しているときに発症することが多いのが特徴です。頭痛などの前触れはなく、突然起こります。ストレスや寒さなどによる血圧上昇でリスクが高まります。程度の差はあっても意識障害があり、出血範囲が大きい場合はすぐに昏睡状態になり、死亡することもあります。出血が軽い場合には、まひ症状や言語障害が出たり、視野が狭くなったりして気づくこともあります。

効き目 ✲✲…効かないかもしれません
効き目 ✲…おそらく効きません。または効きません

●脳梗塞

　脳梗塞の症状は、徐々に進行してくるものから突然に完成するものまでさまざまです。脳出血と異なり、発症時間でもっとも多いのが夜間から早朝にかけてです。就寝中は水分を摂らないため脱水傾向になることが誘因となります。年間を通じては夏と冬に多く、夏は脱水、冬は体を動かさなくなること関係があるとされています。もっとも多い症状はまひですが、言葉が出ないとか、何だか変だという程度の症状のみの場合もあります。

　脳卒中は早期の発見と処置を施せば生命の危機を回避することが可能です。しかし、ほかの生活習慣病と比べて長期の入院とリハビリを余儀なくされ、健康寿命を損なうことになります。脳卒中予防では高血圧を解消することが重要です。

◎サプリメント・健康食品を摂るときは……

　脳卒中の薬には、血液を固まりにくくして脳の血流をよくしたり、血栓を溶かしたりする医薬品があります。ナットウキナーゼやDHA、EPA、ニンニク、イチョウなどのサプリメント、健康食品は血流に影響を与えますので脳卒中の治療中はこれらのサプリメントを使用してはいけません。

　脳卒中と診断された方や治療を受けている方、医薬品を服用している方は、サプリメント・健康食品を利用する前に必ず医師・薬剤師に相談して

効き目✿✿✿✿✿…効きます　　効き目✿✿✿✿…おそらく効きます
効き目✿✿✿…効くと断言はできませんが、効果の可能性が科学的に示されています

ください。

⭐ サプリメント・健康食品の効き目ランキング!

[脳卒中]

効き目 ❄❄❄❄

ワイン

効き目 ❄❄❄

グリシン

予防として:EPA、オレンジ、カリウム、カルシウム、ワイン

効き目 ❄❄

メソグリカン(グリコサミノグリカン)

[脳の血流改善]

効き目 ❄❄❄

カルニチン、メソグリカン(グリコサミノグリカン)

❌ 脳卒中の方が飲んではいけないサプリメント・健康食品

カントリーマロウ(脳卒中の病歴を含む)

次の組み合わせでの使用:カフェインとダイダイ、カフェインとマオウ、クレアチンとマオウ

❗ 脳卒中の方は注意が必要なサプリメント・健康食品

カラスビシャク(エフェドリンを含む)、マオウ(1日32mg以上で脳卒中リスクが3倍以上)

効き目 ❄❄…効かないかもしれません
効き目 ❄…おそらく効きません。または効きません

前立腺疾患(前立腺肥大、前立腺炎)

　前立腺は膀胱の下にあるクルミほどの大きさの器官で、その働きは精液に関するものや排尿に関わっているとされます。男性ホルモンであるテストステロンの減少に伴い、前立腺が大きくなるのが前立腺肥大症です。

●前立腺肥大症

　40歳代からはじまり、60歳以上の高齢者に発症します。現在では80歳までに日本人男性の80%が前立腺肥大症になるといわれています。前立腺は尿道を取り囲むように存在しているため、肥大により尿道が圧迫されますから、排尿困難がおもな症状となります。

　典型的な場合では、まず、尿が出るまでに時間がかかる、尿の出が悪い、排尿が終わるまでに時間がかかる、排尿直後にまだ出足りない感じ、すなわち残尿感がある、といった症状からはじまります。やがて、尿の回数が多い、下腹部に不快感がある、夜間に何度も手洗いのために起きる、という症状が加わると、睡眠不足にもなります。

●前立腺炎

　細菌などの感染が原因で前立腺が腫れたり痛んだりするものです。痛み以外の症状は前立腺肥大

効き目 ●●●●●…効きます　　効き目 ●●●●…おそらく効きます
効き目 ●●●…効くと断言はできませんが、効果の可能性が科学的に示されています

と似ています。

　前立腺肥大では抗ホルモン剤などの薬物療法と手術による外科的治療が一般的ですが、症状があっても日常生活に取り立てて不便を感じていなければ、治療は不要です。

◎サプリメント・健康食品を摂るときは……

　男性ホルモンに関係するミネラル、ビタミンとして、亜鉛やビタミンEがあります。とくに亜鉛は男性ホルモンだけでなくさまざまなホルモン産生や代謝など身体機能にとって重要です。

　前立腺肥大の原因のひとつともいえる現代の食生活では不足しがちなミネラルですので、積極的に補いましょう。

　前立腺疾患と診断された方や治療を受けている方、医薬品を服用している方は、サプリメント・健康食品を利用する前に必ず医師・薬剤師に相談してください。

サプリメント・健康食品の効き目ランキング！

[前立腺肥大]

効き目 ✺✺✺✺
ソーパルメット（ノコギリヤシ）

効き目 ✺✺✺
ホソムギ

効き目 ✺✺…効かないかもしれません
効き目 ✺…おそらく効きません。または効きません

効き目✿✿
カボチャ種子(パンプキンシード)

[前立腺肥大に伴う頻尿、排尿障害]
効き目✿✿✿✿
β-シトステロール(植物ステロール)、ピジウム

効き目✿✿✿
ホソムギ

[前立腺炎]
効き目✿✿✿
ケルセチン

❌ 前立腺疾患の方が飲んではいけないサプリメント・健康食品

アンドロステンジオール、カントリーマロウ、ハマビシ、マンドラゴラ、ヨヒンベ、ワイルドレタス

❗ 前立腺疾患の方は注意が必要なサプリメント・健康食品

ビタミンE、亜鉛、セレンなどには前立腺がんのリスクを高めるとする研究もあります。家族に前立腺がんの患者がある(家族歴)方は慎重に使用してください。

効き目✿✿✿✿✿…効きます　　効き目✿✿✿✿…おそらく効きます
効き目✿✿✿…効くと断言はできませんが、効果の可能性が科学的に示されています

男性の更年期障害（性欲の低下、勃起不全）

　更年期障害は女性だけのもの、と思われがちですが、男性も更年期障害になることがあります。通常、30歳代を過ぎると男性ホルモンの分泌量は徐々に減少してきますが、人によってはテストステロンという男性ホルモンが急激に減少して体にさまざまな影響を及ぼすことがあります。これが男性の更年期障害で、おもに40〜60歳代で多くみられます。

　男性更年期の症状は、原因はわからないがなんとなく体調がすぐれない、倦怠感や疲れが抜けない、イライラして集中力が働かない、やる気が出ない、何をしても楽しくない、などうつ病に似ています。実際に男性更年期からうつ病へと病状が進行することも珍しくありません。前立腺疾患、ED（勃起不全）、性欲の減退なども代表的な症状です。

●勃起不全

　かつてインポテンツと呼ばれていた言葉は、性的不能とも訳せることから人格の否定につながりかねません。そこで、現在では勃起不全（Erectile Dysfunction；ED）と呼ばれます。EDは先進国において男性人口の1割を占めるともいわれ、加齢に伴い増加します。原因としては、精神病やスト

効き目✿✿…効かないかもしれません
効き目✿…おそらく効きません。または効きません

レスなどの心因性、糖尿病、うつ病、高血圧の治療薬の影響が考えられています。

治療に関しては規則正しい生活を送り、適度な運動を行ったうえで、ホルモン補充療法（現在では注射剤のみ）も選択肢にあります。EDに関しては専用の治療薬も存在しています。そのひとつとして、バイアグラがよく知られています。

◎サプリメント・健康食品を摂るときは……

男性更年期はテストステロンの減少以外にストレスの関与も指摘されています。抗酸化ビタミンのビタミンCやE、代謝に関わるビタミンB群、亜鉛、マグネシウムなどのミネラルも補給しておきましょう。

更年期障害と診断された方や治療を受けている方、医薬品を服用している方は、サプリメント・健康食品を利用する前に必ず医師・薬剤師に相談してください。

サプリメント・健康食品の効き目ランキング！

[男性ホルモン（テストステロン）の減少]
効き目✺✺✺

L－カルニチン

[性欲減退、勃起不全]
効き目✺✺✺

アルギニン、朝鮮人参、マカ

効き目✺✺✺✺✺…効きます　　効き目✺✺✺✺…おそらく効きます
効き目✺✺✺…効くと断言はできませんが、効果の可能性が科学的に示されています

❌ 男性更年期の方が飲んではいけないサプリメント・健康食品

ED治療薬には強い副作用を持つものがあり、健康食品との飲み合わせには細心の注意が必要です。服薬中の方は健康食品の使用について必ず医師にご相談ください。

❗ 男性更年期の方は注意が必要なサプリメント・健康食品

AFRICAN WILD POTATO、KHAT、甘草、ゴシポール（綿実油）、ペパーミント

効き目✹✹…効かないかもしれません
効き目✹…おそらく効きません。または効きません

女性の更年期障害

　女性は30歳代後半から「エストロゲン」と呼ばれる女性ホルモン（卵巣ホルモン）の分泌量が、徐々に減少してきます。その結果、50歳前後で閉経を迎えます。この頃になると卵巣の機能が低下して、女性ホルモンの分泌量は急速に減少します。女性ホルモン分泌のしくみは、脳にある視床下部が脳下垂体に働きかけて性腺刺激ホルモンを放出させ、卵巣に性ホルモンの分泌を促すようになっています。そして、卵巣から性ホルモンが分泌されると、その情報は脳下垂体にフィードバックされるのですが、閉経前の時期には卵巣の機能が衰えているので、ホルモンの分泌量は少なくなっています。

　ホルモンの分泌量が少ないと脳下垂体はさらに性腺刺激ホルモンの分泌量を増加させます。このため、脳下垂体の上位にある視床下部の活動も活発になります。視床下部は自律神経をつかさどる部位でもあるので、視床下部の興奮は体や精神状態に強く影響を与え、更年期障害を引き起こします。

　女性ホルモンは女性らしさに関係するホルモンです。女性ホルモンが急速に減少すると、理屈はわかっていても、現実には心身がなかなかその変化についていけません。その結果、さまざまな変

効き目✿✿✿✿✿…効きます　　効き目✿✿✿✿…おそらく効きます
効き目✿✿✿…効くと断言はできませんが、効果の可能性が科学的に示されています

調をきたします。とりわけ自律神経失調症状が多く、「疲れが取れない」「何となくイライラする」など、いわゆる不定愁訴が表面に現れます。個人差が大きく、症状がまったくない方もいますが、日常生活に支障が出た場合が更年期障害といえる状態です。さらに、月経の異常、ほてり、hot flushと呼ばれるのぼせ、閉経による女性性の喪失感、パートナーとの一体感の喪失などにより、不眠やうつ症状などが現れることがあります。また、子どもが成長に伴い自立すると、「EMPTY NEST（空の巣）症候群」も出ることがあります。

　エストロゲンの分泌量の減少は、膀胱や骨盤底筋に代表される周辺の筋力低下をきたし頻尿、尿失禁がもたらされることもあります。粘膜の萎縮や分泌物の減少をきたす閉経後膣炎（老人性膣炎）が生じはじめると性器の萎縮も起こってきます。潤いがなくなって性交時に痛みを感じるようになり、悩む方も少なくありません。

　加えて、情緒の不安定、イライラ、抑うつ気分、うつ状態などが前面に出てくると更年期うつ病の可能性もあります。更年期の期間は閉経前の40歳代半ばから閉経後の50歳代半ばくらいが多いようですが、これも個人差が大きくはっきりとは限定できません。

◎サプリメント・健康食品を摂るときは……

　特定保健用食品（トクホ）でも知られる大豆イ

効き目 ✿✿…効かないかもしれません
効き目 ✿…おそらく効きません。または効きません

ソフラボンですが、過剰摂取がホルモンバランスを乱し、子宮内膜の増殖などのリスクがある、としてサプリメントでの摂取に上限値が設けられています（食事以外で30〜35mg）。伝統的な日本食では大豆の摂取量が不足することはないといわれていますので、自分の食生活で大豆食品が不足しているのか、よく考慮してサプリメントを利用しましょう。

　更年期障害と診断された方や治療を受けている方、医薬品を服用している方は、サプリメント・健康食品を利用する前に必ず医師・薬剤師に相談してください。

サプリメント・健康食品の効き目ランキング！

[更年期障害]

効き目 ✪✪✪

亜麻の種子、大豆、ブラックコホシュ、レッドクローバー

効き目 ✪✪

朝鮮人参、月見草油、ワイルドヤム

更年期障害の方が飲んではいけないサプリメント・健康食品

海外製のサプリメントやクリームなどには女性ホルモンを含んだ製品があります。日本で認可を受けていないこれらの製品は品質や効果、副作用など

効き目 ✪✪✪✪…効きます　　効き目 ✪✪✪…おそらく効きます
効き目 ✪✪…効くと断言はできませんが、効果の可能性が科学的に示されています

について十分な試験を経ていないものが多くありますので、細心の注意が必要です。

> **❗ 更年期障害の方は注意が必要なサプリメント・健康食品**

グレープフルーツ（閉経後は1日に946mL以上飲み続けると乳がんにかかるリスクが25〜30％増加する）、ビタミンA（更年期以降の女性が過剰に摂取すると骨粗しょう症のリスクが増える）

効き目 ✿✿…効かないかもしれません
効き目 ✿…おそらく効きません。または効きません

月経前症候群(PMS)

月経前になると、イライラしたり体の調子が悪くなるというような症状は、女性の8割以上の方が経験しているといわれています。このような、排卵から月経開始までの時期に現れる身体的・精神的不快な症状を総じて、月経前症候群（Premenstrual Syndrome；PMS）といいます。月経前症候群でも、精神的な症状がとくに重い場合、月経前不快気分障害と呼ぶことがあります。

PMSの症状は、人によってさまざまです。下腹部に痛みを感じる、胸が張ってくる、気分の悪さやむくみなどの身体症状、イライラや不安、憂うつ感、不眠など精神症状の両方を伴います。原因はよくわかっていませんが、月経周期における排卵期では、ピークを迎えた卵胞ホルモン（エストロゲン）の分泌量が下がるとともに黄体ホルモン（プロゲステロン）は急激に増加します。

この月経前のホルモンバランスや黄体ホルモンに対する感受性の個人差からPMSは起こると考えられています。症状が重い場合は、正常な社会生活に支障をきたすため、専門医による治療が必要となります。

◎サプリメント・健康食品を摂るときは……

PMSに大豆などに含まれるイソフラボンが有効

効き目✺✺✺✺✺…効きます　　効き目✺✺✺✺…おそらく効きます
効き目✺✺✺…効くと断言はできませんが、効果の可能性が科学的に示されています

とする研究がありますが、卵胞ホルモンと黄体ホルモンの分泌量やバランス、感受性には個人差があり、効果は限定的のようです。

月経前症候群と診断された方や治療を受けている方、医薬品を服用している方は、サプリメント・健康食品を利用する前に必ず医師・薬剤師に相談してください。

サプリメント・健康食品の効き目ランキング!

[月経前症候群 (PMS)]

効き目 ✺✺✺✺

カルシウム

効き目 ✺✺✺

イチョウ、チェストベリー、ビタミンE、ピリドキシン（ビタミンB_6）、マグネシウム

効き目 ✺✺

月見草油

[月経前不快気分障害]

効き目 ✺✺✺

チェストベリー、トリプトファン

月経前症候群の方が飲んではいけないサプリメント・健康食品

海外製のダイエットサプリメントやクリームなどにプロゲステロンを含んだ製品があります。プロゲステロンには重大な副作用があり、日本では医師の

効き目 ✺✺…効かないかもしれません
効き目 ✺…おそらく効きません。または効きません

処方なしには使用できません。これら海外製品には十分に注意しましょう。

月経前症候群の方は注意が必要なサプリメント・健康食品

ガジュツ（月経が重い女性は使用不可）、キャットニップ（月経が重い女性は使用不可）、ブラックルート（月経中は使用不可）、レモンバーム（月経痛のあるときは使用不可）

うつ病、躁うつ病(気分障害)

　うつ病を含む気分障害の患者数は2005年に92万人を超え、さらに増え続けています。うつ病は「心の風邪」とも呼ばれ一般的な病気として認知されはじめましたが、実際には脳の病気という側面も持ち合わせており、近年その治療には従来のカウンセリングに加え、薬物治療がしばしば適用されるようになりました。

　ひと月以上何をしようにも気力がわかない。ひと月以上何をしても興味がわかない。ただひたすら憂うつ。このような症状が出はじめたときには、うつ病の可能性が高いです。身体面でも、頭痛、睡眠障害、食欲不振、肩こり、疲れやすいといった症状が出ます。

　うつ病は男性より女性のほうが多く、とくに40歳代以降、男性はうつ病患者数が減少していくのに対し、女性は増え続け、70歳代が患者数のピークとなっています。

　うつ病は自分より、家族や周囲の人たちが変化に気づいてあげることが大切です。最近ではうつ病という言葉が一般化したため、ちょっとした気分の停滞から「自分はうつだ」と思い込むことも少なくないようですが、意外にもうつ病は気分より先に体調に現れることが多いものです。自分ではうつ病になったと気づいていないケースもよく

効き目 ✹✹…効かないかもしれません
効き目 ✹…おそらく効きません。または効きません

あり、原因のわからない痛みや倦怠感などが続く場合は要注意です。

　日本では平成10年以降、ほぼ毎年自殺者が3万人を超えています。そして、自殺者のもっとも多い年代が60歳代以降となっており、原因の半数が健康問題です。

　気分が落ち込んで絶望的になり、無気力で何ごとにも喜びが見い出せなくなるような状態に陥ると、人によっては自殺願望が頭をもたげることがあります。そして、実際に自殺をする場合が少なくありません。

　このように心と体は密接なつながりを持っており、切り離して考えることはできません。うつ病によって大切な生命を失わないために、自分にも周囲の人へも、心身の状態には気を配ることが大切です。家族や本人がうつ病を理解して、病気なのだと認識する必要があります。「がんばりなさい」、という励ましが、本人を追い込んでしまう結果をもたらすことを念頭に置かねばなりません。

◎サプリメント・健康食品を摂るときは……

　うつ病に効果的といわれるセント・ジョンズ・ワートですが、有効とされるのは軽度から中等度までで、重症化したうつ病への有効性はないとされています。また、抗うつ薬と同様の働きをするため、医薬品との併用は厳禁です。

効き目❀❀❀❀❀…効きます　　効き目❀❀❀❀…おそらく効きます
効き目❀❀❀…効くと断言はできませんが、効果の可能性が科学的に示されています

うつ病の症状は単一ではなく、その要因もさまざまです。うつ病かな、と思ったら早めに医師による診断を受けてください。

うつ病と診断された方や治療を受けている方、医薬品を服用している方は、サプリメント・健康食品を利用する前に必ず医師・薬剤師に相談してください。

サプリメント・健康食品の効き目ランキング!

[うつ病]

効き目✪✪✪✪
SAMe、セント・ジョンズ・ワート

効き目✪✪✪
魚油、サフラン、巴戟天(ノニ)

効き目✪✪
DHA、イチョウ、イノシトール、チロシン

[躁うつ病]

効き目✪✪✪
魚油

うつ病、躁うつ病の方が飲んではいけないサプリメント・健康食品

[うつ病]

インディアン・スネークルート、カバ、クロム、デアノル、デヒドロエピアンドロステロン、ハワイアンベビーウッドローズ、フィーバーバーク、プロゲステロン、ホッ

効き目✪✪…効かないかもしれません
効き目✪…おそらく効きません。または効きません

プ、メラトニン、ヨヒンベ

[躁うつ病]

SAMe、イノシトール、カフェイン、魚油、サフラン、セント・ジョンズ・ワート、タウリン、デヒドロエピアンドロステロン

⚠ うつ病の方は注意が必要なサプリメント・健康食品

ココア（うつ病の病歴がある方は多量摂取不可）、セント・ジョンズ・ワート（重いうつ病）

パニック障害、不安感

　パニック障害は、原因のわからない不安感や恐怖感を感じるパニック発作が特徴で、別名を「不安発作」ともいいます。突然、激しい動悸やめまい、吐き気、手足のしびれに襲われたりします。驚きと同時に不安感、恐怖感に支配されてしまい、足が地に着かない感じ、このままどうにかなってしまうのではないかという恐怖と、生命の危機まで感じてしまうことがあります。

　このようなパニック障害の発作は、ある日突然、なんの前触れもなしに起こります。通常、10分ほどで治まりますが、長いと数時間続くこともあります。症状は、特別な処置がなくとも、しばらく安静に過ごしていれば治ります。しかし、何度か発作をくり返すうち、最初の発作を起こした場所に近づけなくなる場合がほとんどです。心臓が苦しくなる、息ができなくなるなどの症状が現れますが、パニック発作は内臓の異常ではありませんので、検査をしても何の異常もみつかりません。

　パニック発作には、次のようなものがあります。

[無意識身体拒絶反応] イップスといわれ、スポーツ選手に発生することがよくある症状で、ゴルファーがパターを構えたとたんにわけがわからなくなるようなことが実際にあるそうです。

[予期不安] 発作が発生した場面を非常におそれ、

効き目❀❀…効かないかもしれません
効き目❀…おそらく効きません。または効きません

またあのおそろしい発作が起きるのではないかと、不安を募らせていくことです。

[広場恐怖（アゴラフォビア）] たとえば買い物をした後でレジを待っているときや道路の渋滞など、一定時間決められた場所に拘束されてしまう環境や人込みのなかなどで発作が起きた場合です。不安が強まると、一人で外出できなくなり、家に引きこもってしまいます。

発作をおそれて不安感はさらに募り、人込みや乗り物を避けたり、外出することが困難になったりして社会生活を営むことができなくなっていきます。

パニック障害は脳の病気で、神経伝達物質のバランスが崩れて起きると考えられており、治療には抗うつ薬や抗不安薬が用いられます。また、パニック障害とうつ病を併発するケースも少なくありません。

◎サプリメント・健康食品を摂るときは……

パニック障害やうつ病では選択的セロトニン再取り込み阻害剤（SSRIs）が用いられます。ハーブのセント・ジョンズ・ワート（セイヨウオトギリソウ）には同様の働きがあり、医薬品との併用は避けなければなりません。

また、セント・ジョンズ・ワートは肝臓での医薬品の代謝を促進し、ある種の医薬品の効果を弱めてしまいます。パニック障害と診断された方や治

効き目★★★★★…効きます　効き目★★★★…おそらく効きます
効き目★★★…効くと断言はできませんが、効果の可能性が科学的に示されています

療を受けている方、医薬品を服用している方はサプリメント・健康食品を利用する前に必ず医師・薬剤師に相談してください。

サプリメント・健康食品の効き目ランキング！

[パニック障害]
効き目✤✤✤
イノシトール

[不安感]
効き目✤✤✤
パッションフラワー

パニック障害など不安感のある方が飲んではいけないサプリメント・健康食品

ウーロン茶、カフェイン、ガラナ豆、カントリーマロウ、クロム、コーヒー、コーラの木の実、朝鮮人参、プーアール茶、マオウ（麻黄）、マテ、ヨヒンベ

パニック障害など不安感のある方は注意が必要なサプリメント・健康食品

ココア（不安発作の病歴がある方は多量摂取不可）

効き目✤✤…効かないかもしれません
効き目✤…おそらく効きません。または効きません

不眠症

　不眠症では、なかなか寝つけない、夜中に何度も眼が覚める、朝目覚めたときにぐっすり眠れていない気がする、起床時間の何時間も前に眼が覚めてしまう、などの症状があり、これらが長期にわたって頻繁に起こります。

　不眠症は病気ですが、なかなか寝られないという状況に陥る原因は、日常的にあるものです。もっともわかりやすい状況は、眠るときの環境によって起きる原因です。

　たとえば家の近くで夜間工事をされるとうるさくて眠れません。熱帯夜で暑過ぎて眠れないとか、横で寝ている人のいびきが気になって眠れないとかの理由は、さして珍しくもありません。音が原因でなくても、引っ越したばかりで落ち着かない、旅行で枕が変わって眠れないなど一時的な原因による不眠も経験することがあります。

　生理的なことの原因としては、海外旅行での時差ぼけや、2交替制シフトなどで勤務時間帯が変わると眠るタイミングが変わってしまい、眠れなくなってしまうことがあります。心理的な原因も重要です。深刻な悩みごと、ストレスが原因で不眠症になる場合もあります。

　一方、睡眠時無呼吸症候群では、何らかの身体的なトラブルが原因となり不眠症になる場合があ

効き目✸✸✸✸✸…効きます　　効き目✸✸✸✸…おそらく効きます
効き目✸✸✸…効くと断言はできませんが、効果の可能性が科学的に示されています

ります。精神的な疾患でも生じます。眠れないことが気になって「眠らなければ」と強く思うためにかえって緊張して眠れない精神的な不眠症が多いようです。

眠れないことや睡眠時間をあまり気にせず、リラックスして床につくのが効果的ですが、市販の睡眠導入剤を利用するのも選択肢のひとつです。しかし、あまり常用し過ぎると、薬を飲まなければ眠れない、といった悪循環に陥る危険性もあります。睡眠薬代わりの寝酒も、同様の理由からおすすめできません。

◎サプリメント・健康食品を摂るときは……

就寝前にはリラックスすることが大切です。香りは脳の自律神経に作用する部分に直接働きかけ、心身をリラックスさせてくれます。アロマオイルやハーブティーなど、お気に入りの香りをみつけることも不眠解消法のひとつです。

不眠症と診断された方や治療を受けている方、医薬品を服用している方は、サプリメント・健康食品を利用する前に必ず医師・薬剤師に相談してください。

★ サプリメント・健康食品の効き目ランキング!

[不眠症]

効き目 ✪✪✪

カノコソウ（バレリアン）

効き目 ✪✪

ビタミンB_{12}

✕ 不眠症の方が飲んではいけないサプリメント・健康食品

アメリカジンセン、朝鮮人参、ビール、ワイン

❗ 不眠症の方は注意が必要なサプリメント・健康食品

カフェイン、カフェインを含むサプリメント（ガラナ豆、コーヒー、コーラの木の実、マテなど）

効き目 ✪✪✪✪✪…効きます　　効き目 ✪✪✪✪…おそらく効きます
効き目 ✪✪✪…効くと断言はできませんが、効果の可能性が科学的に示されています

味覚障害

　味覚障害とは自覚症状です。その原因ですが、亜鉛との関連性が確かなようです。味覚障害が生じる病気の場所により、大きくふたつに分けて考えられます。ひとつは、味を感じる舌の感覚そのものに異常がある場合、もうひとつは感じた味わいを脳に伝える神経に問題がある場合です。

　現在のところわかっている味覚障害の原因には、食事、薬、病気、ストレスなどが挙げられます。①食事の内容による味覚障害には関しては、朝食を抜いたり、偏食、ファストフードやコンビニ弁当を続けたりという食生活が亜鉛欠乏症を引き起こし、ひいては味覚障害につながると考えられています。ほかに、無理なダイエットも味覚障害の原因になるようです。②抗生物質、抗がん薬、副腎皮質ホルモン、降圧薬、解熱鎮痛薬、抗ヒスタミン剤などの長期連用や併用は、味覚障害を起こす可能性があります。③病気に関しては、糖尿病、胃切除、肝臓疾患、腎臓疾患、腫瘍、膠原病などとの関連が知られています。顔面神経まひでは味覚の神経が直接的に障害されます。舌の病気では、味覚を感じる場所そのものの障害による味覚障害が出てきます。

　また、うつ病やストレスなども味覚障害を引き起こすことがあるといわれています。そして、病

効き目 ❀❀…効かないかもしれません
効き目 ❀…おそらく効きません。または効きません

気ではありませんが、妊娠が味覚障害を起こすこともあります。

　高齢者の味覚障害は医薬品の影響や亜鉛不足によるものが多く、とくに亜鉛の不足は体のほかの部分への影響が大きいため注意が必要です。高齢者になると食事の量が減るため、亜鉛の摂取量も少なくなります。また、食べ物の種類も少なくなり偏った食事になりがちです。

　味がわかりにくくなると濃い味つけになり食塩摂取量も増えるため、高血圧や糖尿病がある場合には問題となります。また、食べ物がおいしく感じられないことでますます食事の量が減少してしまいます。ほかの要因として、加齢や医薬品の副作用で唾液の分泌が少なくなり、味がわかりにくくなることもあります。

◎サプリメント・健康食品を摂るときは……

　亜鉛は味覚の維持や組織の再生、ホルモンの合成などに関わるミネラルで、カキをはじめとする貝類に多く含まれています。亜鉛は銅の吸収を妨げるため、亜鉛サプリメントの多くは亜鉛とともに銅を配合しています。サプリメントを購入する際はラベルを確認するとよいでしょう。

　味覚障害と診断された方や治療を受けている方、医薬品を服用している方は、サプリメント・健康食品を利用する前に必ず医師・薬剤師に相談してください。

効き目 ✿✿✿✿✿…効きます　　効き目 ✿✿✿✿…おそらく効きます
効き目 ✿✿✿…効くと断言はできませんが、効果の可能性が科学的に示されています

★★ サプリメント・健康食品の効き目ランキング!

[味覚障害]

効き目 ❀❀❀

亜鉛

❌ 味覚障害の方が飲んではいけないサプリメント・健康食品

フスマなどの食物繊維やカルシウム、リンを多く含む食品は亜鉛の吸収を妨げるので注意が必要です。

❗ 味覚障害の方は注意が必要なサプリメント・健康食品

アスコルビゲン、エキナセア、ジアシルグリセロール、デビルズクロー

効き目 ❀❀…効かないかもしれません
効き目 ❀…おそらく効きません。または効きません

歯周病（歯肉炎、歯周炎）

　歯周病は歯を支えている歯肉が細菌によって炎症を起こす病気で、直接の原因は歯磨きが不十分なため歯の周囲に残された歯垢（プラーク＝細菌のかたまり）からの細菌感染です。大きく歯肉炎と歯周炎のふたつに分けることができます。

　炎症による歯肉炎のうちは痛みもなく気づきにくいのですが、病気が進行すると炎症は歯を支える骨まで侵食し、歯を失うことになります。進行した歯肉炎を歯周炎といいますが、なかでも成人性歯周炎はいわゆる「歯槽膿漏」と呼ばれます。成人性歯周炎はもっとも多いタイプの歯周炎で、30代からはじまりゆっくりと進行します。初期にはブラッシング時に歯肉出血がある程度ですが、進行するにしたがって、歯肉が腫れ、膿が出たり歯がぐらついて抜けてしまったりすることがあります。早期発見が大事です。

　歯周病のおそろしさは歯を失うだけでなく、患部から細菌が血流に乗って全身に運ばれ、心臓の疾患や動脈硬化を起こし、ときには生命の危機をもたらす可能性もあることです。

　歯磨きが不十分である場合のほか、喫煙者、糖尿病患者でも歯周病にかかるリスクは高くなります。歯周ポケットなどに磨き残しがないよう十分な歯磨きを行うのはもちろん、禁煙や血糖値の抑

効き目 ●●●●●…効きます　　効き目 ●●●●…おそらく効きます
効き目 ●●●…効くと断言はできませんが、効果の可能性が科学的に示されています

制など、基礎疾患を取り除くことが重要です。

◎**サプリメント・健康食品を摂るときは……**

プラークは歯周病だけでなく虫歯も引き起こします。歯を失うことで生活の質は著しく低下し、全身の健康を損なう原因となりますので、歯の健康には気を配りましょう。食事のあと歯を磨けないときは、キシリトールなど歯によいとされるガムで代用するのもよいでしょう。

歯周病と診断された方や治療を受けている方、医薬品を服用している方は、サプリメント・健康食品を利用する前に必ず医師・薬剤師に相談してください。

サプリメント・健康食品の効き目ランキング!

[歯周病]

効き目 ✤✤✤
キトサン

効き目 ✤✤
魚油

効き目 ✤
CoQ-10（歯肉への塗布）

[虫歯予防]

効き目 ✤✤✤✤✤
フッ化物

効き目✤✤…効かないかもしれません
効き目✤…おそらく効きません。または効きません

効き目✸✸✸✸
キシリトール
効き目✸✸✸
カルシウム、ビタミンD

❌ 歯周病の方が飲んではいけないサプリメント・健康食品

歯周病の原因となる細菌は糖を栄養源としています。甘い物やアルコール類は控えるべきでしょう。

❗ 歯周病の方は注意が必要なサプリメント・健康食品

クローブオイル、ビンロウジュ

効き目✸✸✸✸✸…効きます　　効き目✸✸✸✸…おそらく効きます
効き目✸✸✸…効くと断言はできませんが、効果の可能性が科学的に示されています

のどの痛み、せき

　のどは口を大きく開けると見える部分を中咽頭といい、それより下の見えない部分で食道の入り口あるいは声を出す喉頭までの間を下咽頭と呼びます。中咽頭の痛みは風邪やインフルエンザ、扁桃腺の化膿などの感染症からなるものと、たばこの煙、有毒物質による刺激によるものがあります。

　下咽頭の痛みは、中咽頭に生じた炎症が広がった場合や、たばこの煙、有毒物質による刺激によります。喉頭の痛みは、炎症が主ですが、声の出し過ぎや有毒物質による刺激で生じます。

　喉頭にある声帯から下は気管です。気管の内面はつねに粘液と線毛と呼ばれる毛で覆われていて、外から来る細菌などの外敵から肺を守ったり、湿度を保ったりしています。そのシステムはよくできており、外からほこりやたばこの煙などの異物が気管に入ってくると、せきをして（むせることで）異物がそれ以上奥深く肺にまで到達しないように働きます。

　咽頭の炎症が気管そのものにまで広がると、気管の内面に膿やたんがへばりつきます。そのような場合、私たちの体はせきをすることで、この膿やたんを外に排泄するのです。ですから、せきが出るからといってすぐせき止めを飲むのは、体が持っている防御反応を邪魔していることにつなが

効き目 ✺✺…効かないかもしれません
効き目 ✺…おそらく効きません。または効きません

る場合もあるのです。これは、ノロウイルス感染症のときに、やみくもに下痢止めを使用してはいけないというのに近い話なのです。

◎**サプリメント・健康食品を摂るときは……**

せきの症状がある場合、アレルギーの可能性もあるのでサプリメント・健康食品の摂取には注意してください。とくにハーブやハチミツなど植物由来の製品には気をつけましょう。

風邪や扁桃腺、咽頭炎などと診断された方や治療を受けている方、医薬品を服用している方は、サプリメント・健康食品を利用する前に必ず医師・薬剤師に相談してください。

サプリメント・健康食品の効き目ランキング!

[のどの痛み]

効き目 ✺✺✺

アカニレ、アンドログラフィス(センシンレン)、パパイン

[せき]

効き目 ✺✺✺✺✺

樟脳(カンフル、軟膏として胸に塗布)

効き目 ✺✺✺

ハチミツ、ユーカリ(葉、去痰)

効き目 ✺✺✺✺✺…効きます　　効き目 ✺✺✺✺…おそらく効きます
効き目 ✺✺✺…効くと断言はできませんが、効果の可能性が科学的に示されています

❌ のどに痛みのある方が飲んではいけないサプリメント・健康食品

[のどに炎症のある方]
SAVIN TOPS

[おもにせきの症状がある方]
テレピン油、モミ類の精油（ファーニードルオイル、ヘムロック・スプルース、モミ）

❗ のどに痛みのある方は注意が必要なサプリメント・健康食品

パパインはパパイヤの果実に含まれるたんぱく質消化酵素で、のどや胃に痛みを起こす可能性があります。過剰摂取を避け、使用中に痛みや違和感を感じたらすぐに使用を中止し、医療機関を受診してください。

効き目 ✹✹…効かないかもしれません
効き目 ✹…おそらく効きません。または効きません

頭　痛

　頭痛を一度も経験したことがない方はまずいませんが、ほとんどの場合それは一時的なものです。二日酔いによる頭痛、薬の副作用による頭痛、耳鼻科や歯科領域の病気に伴う頭痛などのほか、気圧が低くなると頭痛を感じる方も少なくありません。これらの頭痛は治りやすいものです。一方、頭痛が持続しているときやとてもひどい場合には、深刻な問題が隠れていることもあります。

　慢性的な頭痛の典型は、片（偏）頭痛です。片頭痛のしくみは次のように説明されています。まず、脳血管内の血小板から、なんらかの理由でセロトニンと呼ばれる物質が大量に放出されます。このセロトニンの作用を受けて周辺の血管はまず収縮します。血管は収縮しても頭痛は生じません。しかし、セロトニンが放出される状況がさらに続くとついにセロトニンは枯渇し、それとともに血管は収縮した状態から解放されるのです。この際、血管はリバウンドして拡張に転じます。血管は拡張すると、血管の周囲にある三叉神経を刺激するので、これが痛みにつながるわけです。そこで片頭痛の薬には、セロトニンと同じ働きをする薬、過剰な血管の拡張を抑制する薬、血管の収縮をもたらす薬などがあります。

　片頭痛のほかには、筋緊張性頭痛がよくみられ

効き目✪✪✪✪✪…効きます　　効き目✪✪✪✪…おそらく効きます
効き目✪✪✪…効くと断言はできませんが、効果の可能性が科学的に示されています

ます。頭痛が主症状である頭の中の病気には、くも膜下出血、脳腫瘍、髄膜炎、脳出血、脳梗塞など重大な病気があります。このような場合はすみやかに医療機関を受診してください。

◎サプリメント・健康食品を摂るときは……

チョコレートや赤ワインなどが片頭痛の引き金になる、と考える方が多いようですが、科学的な裏づけはありません。カフェインは頭痛に有効で、多くの鎮痛剤に配合されていますので、過剰摂取を避けるため、鎮痛剤を飲んだときはカフェインの入ったサプリメントは飲まないようにしてください。カフェインが含まれている栄養ドリンクや炭酸飲料にも注意が必要です。

緊張性頭痛や片頭痛、群発頭痛と診断された方や治療を受けている方、医薬品を服用している方は、サプリメント・健康食品を利用する前に必ず医師・薬剤師に相談してください。

★★★ サプリメント・健康食品の効き目ランキング!

[頭痛一般]
効き目 ✺✺✺✺✺
カフェイン
効き目 ✺✺✺
マグネシウム

効き目 ✺✺…効かないかもしれません
効き目 ✺…おそらく効きません。または効きません

効き目✺✺
リボフラビン（ビタミンB_2）

[緊張性頭痛]
効き目✺✺✺
ペパーミントオイル、ペパーミント（葉、患部に塗布）

[片頭痛]
効き目✺✺✺
予防として：CoQ–10、セイヨウフキ（バターバー）、フィーバーフュー、リボフラビン（ビタミンB_2）

効き目✺✺
予防として：魚油

❌ 頭痛の方が飲んではいけないサプリメント・健康食品

DMSO（ジメチルスルホキシド）、ダイダイ

❗ 頭痛の方は注意が必要なサプリメント・健康食品

ココア（多量摂取不可）

効き目✺✺✺✺✺…効きます　効き目✺✺✺✺…おそらく効きます
効き目✺✺✺…効くと断言はできませんが、効果の可能性が科学的に示されています

アレルギー性疾患(花粉症、アトピー性皮膚炎)

●花粉症

　花粉症は、原因となる花粉の季節にだけ症状の現れる、季節性アレルギー性鼻炎の一種です。私たちの体が持つ免疫システムは、体内に侵入した有害な細菌やウイルスなどの抗原を排除するために抗体を作りますが、花粉症の場合は、人体にとって無害なはずの花粉を排除しようとして、IgEという抗体が作られてしまいます。

　花粉を体外へ排出しようとするIgEの働きによって、鼻や眼の粘膜で炎症が起こり、くしゃみや鼻水、目のかゆみなどの症状を引き起こします。また、花粉症の方はアトピー性皮膚炎や気管支ぜんそくなど、ほかのアレルギー性疾患を併発するケースが少なくありません。

●アトピー性皮膚炎

　アトピー性皮膚炎は、アレルギー的な要因に加え、皮膚の感受性が大きく影響します。本来、皮膚は細菌や有害な物質が体内に侵入しないよう体を保護する役割を果たしています。しかし、アトピー性皮膚炎の方は、このバリア機能が低下しているため、ストレスやダニ、ハウスダストなどの刺激で湿疹が起きやすくなります。湿疹は強いかゆみを

効き目✻✻…効かないかもしれません
効き目✻…おそらく効きません。または効きません

伴うため、掻き壊して全身に広がり、急激に症状を悪化させることがあります。

アトピー性皮膚炎は一般にいわれるほど、食物アレルギーとの関連性は高くありません。原因については自己判断せず、医師による診断を受けましょう。

◎サプリメント・健康食品を摂るときは……

花粉症では「減感作療法」と呼ばれる免疫療法を用いる場合がありますが、これをまねて花粉由来の健康食品を使用し、ショック症状（アナフィラキシー）を起こしたケースがあります。生命に関わる場合もありますので、アレルギー体質の方がサプリメントや健康食品を利用する際は、原料や添加物などをよく確認したうえで注意して使用しましょう。また、医師による検査を受け、自分のアレルゲン（アレルギーの原因となる物質）について知っておくことも重要です。

アレルギー性疾患と診断された方や治療を受けている方、医薬品を服用している方は、サプリメント・健康食品を利用する前に必ず医師・薬剤師に相談してください。

★★★ サプリメント・健康食品の効き目ランキング！

［花粉症］
効き目 ✺✺✺

効き目 ✺✺✺✺✺…効きます　　効き目 ✺✺✺✺…おそらく効きます
効き目 ✺✺✺…効くと断言はできませんが、効果の可能性が科学的に示されています

セイヨウフキ（バターバー）

効き目✿✿

EPA、ブドウ

[アトピー性皮膚炎]

効き目✿✿✿

米ぬか、乳酸菌（乳幼児向け）、ビフィズス菌（乳幼児向け）

効き目✿✿

γ－リノレン酸、月見草油

❌ アレルギー性疾患の方が飲んではいけないサプリメント・健康食品

自身のアレルゲンを含む製品

❗ アレルギー性疾患の方は注意が必要なサプリメント・健康食品

サプリメント・健康食品全般

効き目✿✿…効かないかもしれません
効き目✿…おそらく効きません。または効きません

喘　息（気管支ぜんそく）

　近年、喘息（気管支ぜんそく）の患者数は急増しており、成人では1960年代のおよそ3倍に増えています。大人の喘息は風邪などの感染症から発症することが多く、風邪が長引いているものと思い込み、専門科を受診するまで喘息とは気がつかない場合が大半です。喘息の原因には、ハウスダスト、スギ花粉、かび、もみがら、そばがら、動物の羽毛、医薬品、食物などの原因物質、大気中の汚染物質、運動、感染、寒気、ストレスなど環境の悪化が考えられます。日常の何でもないことがきっかけで誘発されることが多いのですが、誘因がはっきりしないこともしばしばです。

　喘息はこれら抗原によるアレルギー反応やウイルス感染などを発端として、気管支の壁を構成する平滑筋が激しく縮み、気道粘膜には浮腫（むくみ）が生じ、気道粘膜が過剰に分泌されます。これらが相互に作用しあって、著しい気道の狭窄・閉塞が生じて、喘鳴（ゼーゼーする）、息切れ、激しいせきなどの発作を起こします。重症発作では呼吸困難により死に至ることのある危険な病気なのです。

　喘息による死亡者数は年々減少していますが、発作の程度を見誤らず迅速な処置が必要です。喘息と診断されたら、医師のアドバイスに従い適切

効き目 ✹✹✹✹✹…効きます　　効き目 ✹✹✹✹…おそらく効きます
効き目 ✹✹✹…効くと断言はできませんが、効果の可能性が科学的に示されています

な治療を行いましょう。

◎**サプリメント・健康食品を摂るときは……**

　喘息に効果があると思われるサプリメント・健康食品はほかの病気や症状に悪い影響を及ぼす可能性があります。とくに心臓に疾患のある方、高血圧、低血圧の方、喘息と診断された方や治療を受けている方、医薬品を服用している方は、サプリメント・健康食品を利用する前に必ず医師・薬剤師に相談してください。

サプリメント・健康食品の効き目ランキング!

[気管支ぜんそく]

効き目✹✹✹
カフェイン、魚油（小児）、コリン、ピクノジェノール（小児）
予防として：β－カロテン

効き目✹✹
EPA、ピクロリザ、ヨーグルト

✕ 喘息の方が飲んではいけないサプリメント・健康食品

N－アセチルグルコサミン、N－アセチルシステイン、L－アルギニン、ウィローバーク、カユプテオイル、カラバルマメ、グルコサミン塩酸塩、グルコサミン硫酸塩、グルタチオン、コカ、コンドロイチン硫酸、

効き目✹✹…効かないかもしれません
効き目✹…おそらく効きません。または効きません

サルサパリラ、ジャーマン・サルサパリラ、除虫菊、テレピン油、トウゲシバ、ハッカ、ヒューペルジンA、ビンロウジュ、ファーニードルオイル、プロポリス、ヘムロック・スプルース、メドウスイート、モミ、ローヤルゼリー、ワイン

喘息の方は注意が必要なサプリメント・健康食品

SUMA、ペクチン

皮膚のかゆみ、炎症（乾癬、帯状疱疹）

●乾癬

乾癬(かんせん)は皮膚表面に赤い発疹が現れ、その上が白いウロコ状に乾燥するもので、これまで日本ではあまりみられませんでしたが、近年になって増えつつあります。かゆみは強くありませんが、原因がわからないため治療薬の選択がむずかしい病気です。特定波長の紫外線を照射するナローバンドUVBという特殊な治療法もあります。

●帯状疱疹

帯状疱疹は、水痘（水ぼうそう）のウイルスが起こす病気です。水ぼうそうは多くの方が子どもの頃にかかり、ウイルスに対して抵抗力を持ちますが、加齢やストレスなどで体の免疫力が低下すると、水ぼうそうのウイルスが体内で活性を取り戻すことがあります。

ウイルスは神経節という神経細胞が多く集まる部分に潜んでいますので、この神経線維に沿って帯状に水疱ができます。患部には痛みがありますが、皮膚症状が消えると痛みもなくなります。

高齢者では皮膚症状が消えても痛みが残る帯状疱疹後神経痛になることがあります。はっきりとした原因は不明ですが、ウイルスによって損傷を

効き目 ✪✪…効かないかもしれません
効き目 ✪…おそらく効きません。または効きません

受けた神経線維がすぐには回復しないことがあり、痛みが長く続くという説があります。

◎サプリメント・健康食品を摂るときは……

唐辛子に含まれるカプサイシンは神経性の痛みに対して有効であるとして、アメリカの食品医薬品局（FDA）、ドイツの薬用植物評価委員会がその効果を認めています。しかし、唐辛子は外用すると皮膚に刺激を与え、じんましんや皮膚炎を起こすことがあります。皮膚に症状がある場合は悪化させる危険がありますので使用を避けるべきです。

乾癬や帯状疱疹と診断された方や治療を受けている方、医薬品を服用している方は、サプリメント・健康食品を利用する前に必ず医師・薬剤師に相談してください。

サプリメント・健康食品の効き目ランキング！

［帯状疱疹後神経痛］
効き目 ✺✺✺✺
唐辛子（塗布）

［帯状疱疹］
効き目 ✺✺✺
パパイン

［乾癬］
効き目 ✺✺✺✺✺

効き目 ✺✺✺✺…効きます　　効き目 ✺✺✺…おそらく効きます
効き目 ✺✺✺…効くと断言はできませんが、効果の可能性が科学的に示されています

|皮膚のかゆみ、炎症| **121**

ビタミンD（ビタミンDのみで調製）

効き目✿✿✿

DHA、EPA、アロエ（塗布）、オレゴングレープ

効き目✿✿

亜鉛

[皮膚の乾燥]

効き目✿✿✿✿

レシチン

[皮膚の荒れ、炎症]

効き目✿✿✿

アーモンドオイル

[湿疹]

効き目✿✿

亜鉛

[かゆみ]

効き目✿✿✿✿✿

樟脳（カンフル、塗布）

❌ 皮膚疾患の方が飲んではいけないサプリメント・健康食品

アストランティア、オーク（樹皮）、ジュニパー、タンニン酸、ヘムロック・スプルース、モミ（塗布および入浴剤）、ローヤルゼリー

❗ 皮膚疾患の方は注意が必要なサプリメント・健康食品

米ぬか（入浴剤）、リチウム

効き目✿✿…効かないかもしれません
効き目✿…おそらく効きません。または効きません

骨粗しょう症

　骨粗しょう症とは、骨のカルシウムが減って密度が粗くなる、つまり骨がヘチマのようにすき間だらけになってしまう病気です。最初のうちは自覚症状がなく、腰痛や背中の痛みからみつかることもあります。

　背や腰の痛み以外に、腰が曲がったり身長が縮むなど、眼に見える変化もあります。さらに骨量が減少すると、転んだだけで骨折したり、痛みや骨折がきっかけで寝たきりになってしまうケースが目立ちます。日本では高齢者が寝たきりになる原因の第3位が骨粗しょう症です。

　血液の中につねに一定量のカルシウムが存在しないと、私たち人間は生命の維持できません。そのため、食事から摂るカルシウムの量が減ると、骨を壊してカルシウムを血液中に供給するのです。骨の量は18歳頃をピークに減少していきますが、40〜50歳代ではピーク時に比べ20％以上少なくなります。とくに女性は、閉経後のホルモンの変化で骨量が急激に減少する場合があります。

　骨粗しょう症を予防するには、第一にカルシウムを多く含む食品を積極的に摂ること。乳製品や小魚、海藻などにカルシウムは多く含まれています。第二に骨には適度な負荷が必要です。運動をしないと骨はどんどん弱くなりますので、ウォー

効き目✪✪✪✪✪…効きます　　効き目✪✪✪✪…おそらく効きます
効き目✪✪✪…効くと断言はできませんが、効果の可能性が科学的に示されています

キングのような軽い運動でも継続して行うことが大切です。家事など日常生活で積極的に動くことも心がけましょう。さて従来は、第三に日光を浴びることとされていました。しかし、現在では紫外線から皮膚がんが発生することが問題となっています。日光浴はほどほどにして、ビタミンDを多く含む食品の摂取がすすめられます。骨密度検査を受けて、治療が必要であれば治療を受けるようにしましょう。

◎サプリメント・健康食品を摂るときは……

リンはカルシウムの吸収を妨げます。パンやパスタなど小麦食品、インスタント食品やスナック菓子、ハムなどの加工食品にはリンが多く含まれます。カルシウムを十分に摂るために、和食中心のメニューを心がけ、不足分をサプリメントで補いましょう。1日のカルシウム摂取目安量は、成人女性600〜700mg、成人男性650〜900mgです。

骨粗しょう症と診断された方や治療を受けている方、医薬品を服用している方は、サプリメント・健康食品を利用する前に必ず医師・薬剤師に相談してください。

効き目✺✺…効かないかもしれません
効き目✺…おそらく効きません。または効きません

サプリメント・健康食品の効き目ランキング!

[骨粗しょう症]

効き目 ✺✺✺✺

カルシウム、ビタミンD

効き目 ✺✺✺

亜鉛(カルシウム、銅、マンガンとの併用)、魚油、ナイアシンとニコチンアミド、ビタミンK、フッ化物、マグネシウム

予防として:大豆

効き目 ✺✺

亜麻の種子

骨粗しょう症の方が飲んではいけないサプリメント・健康食品

THUNDER GOD VINE、ウーロン茶、カフェイン、ガラナ豆、コーヒー、コーラの木の実、フィチン酸、プーアール茶、マテ

骨粗しょう症の方は注意が必要なサプリメント・健康食品

ビタミンA(更年期後の女性が多量摂取すると骨粗しょう症のリスクが増大する)、リンゴ酢(1日に240mL以上を長期間飲み続けると骨粗しょう症のリスクが増大する)、ルバーブ(長期間の摂取で骨量が減少する危険がある)

効き目 ✺✺✺✺…効きます　　効き目 ✺✺✺…おそらく効きます
効き目 ✺✺✺…効くと断言はできませんが、効果の可能性が科学的に示されています

関節の痛み、腰痛

　関節の痛みや腰痛にはいろいろな病気が考えられますが、関節の痛みで中高年に多いのが変形性関節症です。この病気は、関節でクッションの役割を果たす軟骨に異常が起きて、関節が炎症を起こし慢性化するものです。関節軟骨は若いときには新陳代謝を繰り返して弾力性を保っています。しかし、加齢とともに新陳代謝が低下すると徐々に弾力性が失われ、少しずつすり減ってきます。筋力の衰えもマイナスに働きます。その結果、骨と骨が直接ぶつかり合う状態となり、関節を構成する靭帯や関節包と呼ばれる部分がゆるんで引っ張られたり、圧迫されたりして、痛みが起こります。無理な姿勢を長時間続ける、肥満、運動不足などから起こることが多く、自動車の運転を職業とする方や中高年の女性ではひざに多く発症します。

●関節リウマチ

　リウマチからくる関節症もあります。関節リウマチは自己免疫疾患の一種で、免疫システムが自分自身の関節を攻撃してしまう病気です。最初は手足の指など小さな関節から発症し、悪化するとほかの関節を侵す以外に、心臓にも悪い影響を及ぼします。

効き目 ❀❀…効かないかもしれません
効き目 ❀…おそらく効きません。または効きません

● **腰痛**

腰痛に悩まされる方は非常に多く、原因もさまざまです。前述の変形性関節炎も原因のひとつですが、一般に「ぎっくり腰」と呼ばれ、突然はじまる激しい痛みには、姿勢の悪さや筋力の衰えが関係しています。

背骨はたくさんの小さな椎骨がつながってできており、この椎骨と椎骨の間にはクッションとなる椎間板があります。椎間板はやわらかく、悪い姿勢から慢性的にストレスを与え続けたり、急に不自然な荷重がかかったりするとつぶれてしまうことがあります。これが椎間板ヘルニアで、つぶれて背骨からはみだした椎間板が神経に触れるため、激しい痛みとともにしびれを伴います。

◎ **サプリメント・健康食品を摂るときは……**

鎮痛消炎剤や免疫抑制剤などを処方されている場合は、サプリメント・健康食品との併用は避けるべきです。また、コンドロイチンは医薬品としても使用されます。過剰摂取にならないよう注意しましょう。

変形性関節症や関節リウマチなどと診断された方や治療を受けている方、医薬品を服用している方は、サプリメント・健康食品を利用する前に必ず医師・薬剤師に相談してください。

効き目 ●●●●●…効きます　　効き目 ●●●●…おそらく効きます
効き目 ●●●…効くと断言はできませんが、効果の可能性が科学的に示されています

関節の痛み、腰痛

★ サプリメント・健康食品の効き目ランキング!

[変形性関節症]

効き目✿✿✿✿

SAMe

効き目✿✿✿

β-カロテン、アボカド、オレイン酸とパルチミン酸（セチル化脂肪酸）、キャッツクロー、グルコサミン、コンドロイチン、デビルズクロー、メチルスルフォニルメタン

効き目✿✿

タラ肝油

[関節リウマチ]

効き目✿✿✿

γ-リノレン酸、魚油
予防として：ビタミンD

効き目✿✿

亜麻仁油、クレアチン、セレン、ニュージーランド緑イガイ（ミドリイガイ）、ヒスチジン、フィーバーフュー

[腰痛]

効き目✿✿✿

ウィローバーク（セイヨウシロヤナギ）

✕ 関節疾患の方が飲んではいけないサプリメント・健康食品

アシュワガンダ、アルファルファ、アンドログラフィス、

効き目✿✿…効かないかもしれません
効き目✿…おそらく効きません。または効きません

カラマツアラビノガラクタン、クロレラ、ティノスポラ・コルディフォリア、冬虫夏草、トリコーパス・ゼイラニクス、ビーベノム、ヒバ、ブプレウルム、藍藻、レンゲ

❗ 関節疾患の方は注意が必要なサプリメント・健康食品

EPA、エキナセア、チロシン、フミン酸

白内障、緑内障

●白内障

眼には水晶体と呼ばれるレンズがあり、眼に入ってくる光の焦点を合わせています。この水晶体が白く濁るのが白内障です。白内障の方は、すりガラスを通して外界を見ているようだと表現します。また、物が二重に見える、暗い所ではよく見えない、明るいところではまぶしいなどの症状が現れます。痛みや充血などはみられません。

白内障の原因は多くが加齢によるもので、60歳以降では7割、70歳を超えると約9割もの方が白内障にかかっていると考えられています。糖尿病が原因で白内障を起こしたり、加齢から発症した白内障が糖尿病によって悪化することも少なくありません。

白内障の予防には、強い紫外線を避け、ビタミン類を豊富に含む食品を摂るなどが有効ですが、糖尿病にならないよう生活習慣を改めることも重要です。

●緑内障

緑内障では、運転していて何か変、頭痛がする、目が重い感じがするなどの症状が出ます。とくに、「運転していて何か変」という訴えからは視野狭

効き目✸✸…効かないかもしれません
効き目✸…おそらく効きません。または効きません

窄が示唆されます。とても危険な状態です。緑内障は目の中の液体の排水溝が詰まることによって、水がたまり過ぎて眼圧が高くなり、視神経などを圧迫して起こる病気です。

　日本人の失明原因で糖尿病網膜症に次いで多いのが緑内障です。緑内障は視神経が障害を受けて視野の一部が欠けていき、放置すれば最終的には失明に至る病気です。

　一般的には眼圧の高さから発症すると考えられていますが、緑内障患者の約6割は正常眼圧です。しかし、眼圧の高さは緑内障の危険因子であることに間違いはありません。

　緑内障は痛みなどの自覚症状がなく、日常生活では両眼で物を見るため視野が狭くなっていることにも気づきにくいものです。40歳を過ぎたら定期的な検診を受けることが大切です。

◎サプリメント・健康食品を摂るときは……

　眼によいビタミンとして知られるビタミンAはレチノールとも呼ばれ、英語の「retina＝網膜」に由来します。β-カロテンを代表とする植物色素のカロテノイド類は体内でレチノールに変わるほか、抗酸化力が強く健康維持にも役立ちます。眼の健康には、カロテノイドを豊富に含む緑黄色野菜を十分摂ることが一番望ましいのですが、サプリメントで補う場合はマルチカロテンで各種カロテノイドをまんべんなく摂るようにするとよいで

効き目 ✿✿✿✿✿…効きます　　効き目 ✿✿✿✿…おそらく効きます
効き目 ✿✿✿…効くと断言はできませんが、効果の可能性が科学的に示されています

白内障、緑内障

しょう。

　白内障や緑内障と診断された方や治療を受けている方、医薬品を服用している方は、サプリメント・健康食品を利用する前に必ず医師・薬剤師に相談してください。

サプリメント・健康食品の効き目ランキング!

[白内障]
効き目✳✳✳
チアミン（ビタミンB_1）
予防として：トマト、ナイアシンとニコチンアミド、ビタミンA、リボフラビン（ビタミンB_2）、ルテイン（食事から摂取）
効き目✳✳
β-カロテン、亜鉛
予防として：β-カロテン、亜鉛

[緑内障]
効き目✳✳✳
イチョウ

緑内障の方が飲んではいけないサプリメント・健康食品

赤根草、ウーロン茶、カフェイン、ガラナ豆、カントリーマロウ、コーヒー、コーラの木の実、コルクの木、チョウセンアサガオ、ヒヨス、プーアール茶、ベラドンナ、マオウ（麻黄）、マテ、マンドラゴラ、

効き目✳✳…効かないかもしれません
効き目✳…おそらく効きません。または効きません

ヨウシュハシリドコロ、ワイルドレタス

> **❗ 緑内障および白内障の方は注意が必要なサプリメント・健康食品**

ビタミンAは、動物性のレチノールと植物性のカロテノイドから摂ることができます。カロテノイドに過剰症はありませんが、動物由来のレチノールは摂り過ぎると過剰症を起こしますので、摂取量は1日3mg以下にする必要があります。とくに妊娠中、授乳中は、胎児や乳児に影響する可能性がありますので注意してください。

加齢黄斑変性症、ドライアイ

●加齢黄斑変性症

　黄斑とは眼球の奥にある網膜の中心部分にあたり、色を識別するための細胞が集まる重要な部分です。加齢黄斑変性症は、加齢によって黄斑部が変化してしまい、視野の中心部が見えなくなったり、物がゆがんで見える、視力が低下するなどの症状を持つ病気です。

　加齢黄斑変性症には比較的進行の遅い萎縮型と、急速に進行して失明に至ることのある滲出(しんしゅつ)型とがあります。眼球の中の後ろの壁は網膜で覆われていますが、網膜のすぐ裏側の壁の中は脈絡膜と呼ばれる層になっています。その脈絡膜に異常な血管（新生血管）が生えてくる状態が滲出型です。

●ドライアイ

　現代人の多くがドライアイに悩まされていますが、原因はひとつではなく複合的に眼の乾燥をもたらしています。たとえば、デスクワークでパソコンを長時間使用する、コンタクトレンズの使用、花粉症、睡眠不足や長時間の運転、エアコン、ストレス、加齢の影響などでもドライアイは起こります。

効き目 ✿✿…効かないかもしれません
効き目 ✿…おそらく効きません。または効きません

眼が乾いたり、痛みやゴロゴロ感、涙が出たり視力が低下したりと、症状もさまざまです。パソコン使用時やデスクワークでは意識的にまばたきの回数を増やす、夜更かしをしない、加湿器を使用するなど眼が乾きにくい環境を整えるとよいでしょう。

◎サプリメント・健康食品を摂るときは……

　加齢黄斑変性症ではレーザーによる外科的治療のほか、「滲出型」の原因である血管新生を抑制する薬が用いられますが、海外ではビタミンEやC、カロテノイドなどの抗酸化ビタミン、亜鉛や銅が治療に用いられることがあります。しかし、これらの成分をサプリメントとして使用した場合にも効果が得られるかどうかは不明です。

　加齢黄斑変性症、ドライアイと診断された方や治療を受けている方、医薬品を服用している方は、サプリメント・健康食品を利用する前に必ず医師・薬剤師に相談してください。

★★★ サプリメント・健康食品の効き目ランキング!

[加齢黄斑変性症]

効き目 ✿✿✿

魚油、ルテイン
予防として：DHA

効き目 ✿✿

効き目 ✿✿✿✿✿…効きます　　効き目 ✿✿✿✿…おそらく効きます
効き目 ✿✿✿…効くと断言はできませんが、効果の可能性が科学的に示されています

EPA（食事から摂取した場合）
[ドライアイ]
効き目 ✺✺✺
魚油

❌ 加齢黄斑変性症の方が飲んではいけないサプリメント・健康食品

加齢黄斑変性症と同じく網膜の病気である網膜色素変性症では、黄斑以外の網膜細胞が障害を受けます。どちらも網膜の疾患ですが、まったく別の病気です。網膜色素変性症ではビタミンEの使用は禁忌とされていますので注意が必要です。

❗ 加齢黄斑変性症の方は注意が必要なサプリメント・健康食品

アジョワン、イチョウ

貧血

　貧血には多くの種類がありますが、一般的には鉄欠乏性貧血であることが多いでしょう。血液が赤く見えるのは赤血球の中にあるヘモグロビンの色によるものです。鉄はヘモグロビンの中にあって酸素と結合し、全身の組織へと運ぶ役割を果たしています。鉄が欠乏して酸素を十分に運べない状態が鉄欠乏性貧血で、顔色が悪くなり、疲れやすく、心肺機能の低下がみられます。ほかにも肌が乾燥する、抜け毛や枝毛が増える、月経が止まるなどの症状を起こします。

　鉄が欠乏する原因のひとつは出血性の病気によるものです。胃など消化器官の疾患や子宮筋腫などがあり、これら基礎疾患を治療すれば、ほとんどの場合、この貧血は解消されます。

　鉄欠乏の原因で若い女性に多いのが、食事からの鉄不足です。ダイエット目的で食事の量が極端に少ないうえに、栄養の偏りがみられます。昼食にカップ麺だけ、というような食生活では貧血をはじめ種々の病気を呼び込むことになるでしょう。

　鉄のサプリメントだけを飲んでも赤血球を作るたんぱく質やビタミンが不足しては貧血は解消されません。ビタミンB群やC、たんぱく質などがきちんと摂れる食生活を送ることが必要です。

効き目 ❀❀❀❀❀…効きます　　効き目 ❀❀❀❀…おそらく効きます
効き目 ❀❀❀…効くと断言はできませんが、効果の可能性が科学的に示されています

ほかに、ビタミンB12や葉酸が欠乏することで起こる悪性貧血（巨赤芽球性貧血）、妊娠中の貧血、肝臓や消化器の慢性病による貧血などがあります。

◎サプリメント・健康食品を摂るときは……

鉄のサプリメントは食物繊維やコーヒー、お茶などで吸収を妨げられてしまいます。食後2時間以上あけてから飲むとよいでしょう。また、吸収を高めるためにはビタミンCやたんぱく質と一緒に摂るとよいでしょう。

貧血と診断された方や治療を受けている方、医薬品を服用している方は、サプリメント・健康食品を利用する前に必ず医師・薬剤師に相談してください。

サプリメント・健康食品の効き目ランキング!

[鉄芽球性貧血（体内にある鉄を利用できずに起こる貧血）]

効き目 ✿✿✿✿✿

ピリドキシン（ビタミンB6）

[銅欠乏による貧血]

効き目 ✿✿✿✿

銅

[鉄欠乏性貧血]

効き目 ✿✿✿

鉄

効き目 ✿✿…効かないかもしれません
効き目 ✿…おそらく効きません。または効きません

効き目✻✻
ビタミンA

❌ 貧血の方が飲んではいけないサプリメント・健康食品

[貧血一般]
紅茶、米ぬか、チェロキーローズヒップ、フィチン酸、緑茶
[サラセミア（地中海貧血）]
鉄
[巨赤芽球性貧血]
ビタミンB_{12}、葉酸

❗ 貧血の方は注意が必要なサプリメント・健康食品

[貧血一般]
葉酸（1日400μg以上は不可）
[鎌状赤血球貧血]
ビタミンC（過剰摂取に注意）

効き目✻✻✻✻✻…効きます 　効き目✻✻✻✻…おそらく効きます
効き目✻✻✻…効くと断言はできませんが、効果の可能性が科学的に示されています

めまい、立ちくらみ

　めまいとは、自分はじっとして動いていないのに、外界がぐるぐると回って見える錯覚のことです。めまいがしているときには、本人の意思とまったく関係なく眼球が勝手に動いています。この眼球の勝手な動きのことを、眼振といいます。字を書くときには半身不随などで手が動かないと困りますが、何もしないのに手が震えるなど勝手に動いては困ります。目も同じです。物をきょろきょろ見るときには目が動かないと困りますが、眼振があって目が勝手に動いては困るのです。

　眼球の動きを制御しているのは、内耳と頭の中の小脳という部分とその間の脳幹と呼ばれる三角地帯です。およそ、自覚症状とは何らかの身体的なトラブルを示唆しています。めまいは、この三角地帯にトラブルがあると私たちに告げる警告なのです。もっとも多いめまいは、三角地帯への血流が不足する場合です。

　めまいの激しさは、トラブルの程度によります。内耳が少しだけ障害されたり、三角地帯への血流がほんの少しだけ滞った場合では、なんとなくクラッとする程度です。しかし、同じ部位であっても激しく障害を受けると、激しいめまいとして感じられます。

　めまいも立ちくらみも本質的には大差ありませ

効き目✪✪…効かないかもしれません
効き目✪…おそらく効きません。または効きません

ん。ただ、自覚症状がぐるぐる回ると感じるか、フワフワして足が地につかないと感じるか、急に目の前が真っ暗になってクラッとするか、などさまざまです。自覚症状がめまいだけのときにはあまり心配いりませんが、めまいとともに耳鳴りや難聴があった、めまいとともに手がしびれた、物が二重に見えた、ろれつが回らなかったなどの症状があった場合には、早めに医療機関での受診をおすすめします。

◎サプリメント・健康食品を摂るときは……

高血圧、脂質異常症（高脂血症）、糖尿病、動脈硬化などの疾患がある方は、下記のカフェイン類やショウガのサプリメントは使用しないでください。また、めまいや立ちくらみで治療を受けている方や医薬品を服用している方は、サプリメント・健康食品を利用する前に必ず医師・薬剤師に相談してください。

サプリメント・健康食品の効き目ランキング!

[立ちくらみ]
効き目★★★
予防として：カフェイン、紅茶、コーヒー、緑茶

[めまい]
効き目★★★
イチョウ

効き目★★★★★…効きます　　効き目★★★★…おそらく効きます
効き目★★★…効くと断言はできませんが、効果の可能性が科学的に示されています

予防として：ショウガ

❌ めまいのある方が飲んではいけないサプリメント・健康食品

アルギニン

❗ めまいのある方は注意が必要なサプリメント・健康食品

CoQ-10、アデノシン、トリプトファン

第 **2** 章

医薬品との相互作用がある
おもなサプリメント・健康食品リスト

○「医薬品の種類別」のあいうえお順に並んでいます。

○ 医薬品名（一般名）と商品名の対応表はp201を参照してください。

○ ここでご紹介する以外にも相互作用（pxii参照）を起こすものはあります。**医薬品を服用している方は、サプリメント・健康食品を使用する前に、必ず医師・薬剤師に相談してください。**

医薬品の種類	医薬品名（一般名）	
HIV感染症の治療薬	ネビラピン, デラビルジン, エファビレンツ	
	サキナビル	
	リトナビル	
	インディナビル, ネルフィナビル, サキナビル, リトナビル	
アルツハイマー病の治療薬	ドネペジル	
アレルギー性疾患の治療薬	タクロリムス	
	フェキソフェナジン	
	シプロヘプタジン	
うつ病の治療薬	クロミプラミン	

医薬品との相互作用

※医薬品を服用している方はサプリメント・健康食品を使用する前に、必ず医師・薬剤師に相談してください

相互作用があるサプリメント・健康食品名
ガーリック, セント・ジョンズ・ワート
ガーリック, カバ, ガンマ-ヒドロキシ酪酸塩（GHB）, ガンマ-ブチロラクトン（GBL）, グレープフルーツ, グレープフルーツ種子抽出物, 黒コショウと白コショウ, ザクロ, 麦角, ビタミンC, ヒドラスチス, ブタンジオール, 紅麹
ガンマ-ヒドロキシ酪酸塩（GHB）, ガンマ-ブチロラクトン（GBL）, ザクロ, 麦角, ビタミンC, ブタンジオール, 紅麹
セント・ジョンズ・ワート
デアノル, トウゲシバ, ヒューペルジンA, ホスファチジルコリン, ホスファチジルセリン
THUNDER GOD VINE, アシュワガンダ, アルファルファ, アンドログラフィス, イプリフラボン, インドセンダン, エキナセア, エルダーベリー, カラマツアラビノガラクタン, キャッツクロー, 胸腺抽出物, クロレラ, ケフィア, ジアオグラン, セント・ジョンズ・ワート, 朝鮮人参, ティノスポラ・コルディフォリア, 冬虫夏草, 乳酸菌, ビーベノム, ピクノジェノール, ピクロリザ, ブプレウルム, ベータグルカン, メラトニン, ヨーグルト, ヨーロッパヤドリギ, 藍藻, レンゲ
アジョワン, アメリカンエルダー, エゾウコギ, ガーリック, カノコソウ, カバ, 甘草, キャッツクロー, グッグル, グレープフルーツ, グレープフルーツ種子抽出物, 黒コショウと白コショウ, ジャーマン・カモミール, スイートオレンジ, セント・ジョンズ・ワート, ダイダイ, ツリーターメリック, デヒドロエピアンドロステロン, デビルズクロー, ビタミンE, ヒドラスチス, フィーバーフュー, フォーチ, ペパーミントオイル, ベルベリン, ユーカリ油, ライム（実, 皮）, リンゴ, レスベラトロール, レッドクローバー
ハワイアンベビーウッドローズ, ヒバ
カバ, デビルズクロー

青字……一緒に飲んではいけません
黒字……一緒に飲むときは慎重な経過観察が必要です。
　　　　または注意が必要です

医薬品の種類	医薬品名(一般名)
うつ病の治療薬	アミトリプチリン
	アミトリプチリン, クロミプラミン, イミプラミン, ノルトリプチリン
	アモキサピン, セルトラリン, アミトリプチリン, クロミプラミン, アモキサン, イミプラミン, ノルトリプチリン
	セルトラリン
	トラゾドン
	ノルトリプチリン

医薬品との相互作用 147

※医薬品を服用している方はサプリメント・健康食品を
使用する前に、必ず医師・薬剤師に相談してください

相互作用があるサプリメント・健康食品名
5-ヒドロキシトリプトファン, **L-トリプトファン**, **SAMe**, アカザ, アジョワン, アストランティア, アルファルファ, イチョウ, イプリフラボン, **インディアン・スネークルート**, エゾウコギ, カバ, クコ属, クランベリー, グレープフルーツ, クロロフィル, ケーラ, ケノポジ油, 紅茶, コーヒー, ザクロ, ジャーマン・カモミール, セロリ, **セント・ジョンズ・ワート**, タンポポ, 朝鮮人参, デビルズクロー, **麦角**, **ハワイアンベビーウッドローズ**, ヒドラスチス, フィーバーフュー, フォーチ, ブラックコホシュ, ペパーミント(葉), ペパーミントオイル, ベルガモット油, ヘンルーダ, ミルクシスル, ユーカリ油, **ヨウシュハシリドコロ**, ヨヒンベ, **リチウム**, リモネン, レッドクローバー, ワイルドキャロット
COWHAGE, **インディアン・スネークルート**, 紅茶, コーヒー, **ヨウシュハシリドコロ**, ヨヒンベ, リボフラビン(ビタミンB2)
5-ヒドロキシトリプトファン, **COWHAGE**, **L-トリプトファン**, **SAMe**, アメリカジンセン, イチョウ, イボガ, **インディアン・スネークルート**, ウーロン茶, **エニシダ(ハーブ)**, **エニシダ(花)**, カフェイン, ガラナ豆, カラバルマメ, カントリーマロウ, 紅茶, コーヒー, コーラの木の実, ココア, ショウブ, セレウス, **セント・ジョンズ・ワート**, ダイダイ, **大豆**, チョウセンアサガオ, 朝鮮人参, デアノル, トウゲシバ, **麦角**, **ハワイアンベビーウッドローズ**, ビール酵母, ヒバ, ヒューペルジンA, ヒヨス, ビンロウジュ, プーアール茶, フェニルアラニン, ベラドンナ, ホスファチジルコリン, ホスファチジルセリン, マオウ(麻黄), マテ, マンドラゴラ, **ヨウシュハシリドコロ**, ヨヒンベ, **リチウム**, リボフラビン(ビタミンB2), **硫酸ヒドラジン**, 緑茶, **ワイン**
セント・ジョンズ・ワート, **麦角**, **ハワイアンベビーウッドローズ**, **リチウム**
イチョウ, エゾウコギ, カバ, 朝鮮人参, ヒドラスチス, ブラックコホシュ
イチョウ, エゾウコギ, カバ, 朝鮮人参, ヒドラスチス, ブラックコホシュ

青字……一緒に飲んではいけません
黒字……一緒に飲むときは慎重な経過観察が必要です。
　　　　または注意が必要です

医薬品の種類	医薬品名(一般名)	
うつ病の治療薬	パロキセチン	
	フルボキサミン	
	マプロチリン	
潰瘍の治療薬	オメプラゾール, ランソプラゾール, オメプラゾール, ラベプラゾール	
	シメチジン	

医薬品との相互作用　149

※医薬品を服用している方はサプリメント・健康食品を使用する前に、必ず医師・薬剤師に相談してください

相互作用があるサプリメント・健康食品名
5-ヒドロキシトリプトファン，L-トリプトファン，SAMe，セント・ジョンズ・ワート，麦角，ハワイアンベビーウッドローズ，リチウム，リモネン
イチョウ，イプリフラボン，インドール-3-メタノール，ウーロン茶，エキナセア，エゾウコギ，カバ，カフェイン，ガラナ豆，キャベツ，クリシン，紅茶，コーヒー，コーラの木の実，ジインドリルメタン，スルフォラファン，セント・ジョンズ・ワート，ナツメッグとニクズク，プーアール茶，ブドウ，マテ，メトキシル化フラボン，メラトニン，リモネン，緑茶
5-ヒドロキシトリプトファン，COWHAGE，L-トリプトファン，SAMe，アメリカジンセン，イチョウ，イボガ，**インディアン・スネークルート，**ウーロン茶，**エニシダ（ハーブ），エニシダ（花），**カフェイン，ガラナ豆，カラバルマメ，カントリーマロウ，紅茶，コーヒー，コーラの木の実，ココア，ショウブ，セレウス，**セント・ジョンズ・ワート，大豆，ダイダイ，**チョウセンアサガオ，朝鮮人参，デアノル，トウゲシバ，**麦角，ハワイアンベビーウッドローズ，ビール酵母，ヒバ，**ヒューペルジンA，**ヒヨス，**ビンロウジュ，プーアール茶（普耳茶），フェニルアラニン，ベラドンナ，ホスファチジルコリン，ホスファチジルセリン，マオウ（麻黄），マテ，マンドラゴラ，**ヨウシュハシリドコロ，ヨヒンベ，リチウム，**リボフラビン（ビタミンB2），**硫酸ヒドラジン，**緑茶，**ワイン**
CUBEBS，アメリカサンショウ，アルピニア，アレトリス，欧州アザミ，カッシア，キナ，コロンボ根，ショウブ，デビルズクロー，ノコギリソウ，プリックリーアッシュ，ペパーミントオイル
CUBEBS，アメリカサンショウ，アルピニア，アレトリス，ウーロン茶，欧州アザミ，カッシア，カバ，カフェイン，ガラナ豆，キナ，黒コショウと白コショウ，紅茶，コーヒー，コーラの木の実，ココア，コロンボ根，ショウブ，デビルズクロー，ノコギリソウ，ビール，ヒドラスチス，**プーアール茶（普耳茶），**プリックリーアッシュ，ペパーミントオイル，マテ，リモネン，緑茶，ワイン

青字……一緒に飲んではいけません
黒字……一緒に飲むときは慎重な経過観察が必要です。
　　　　または注意が必要です

医薬品の種類	医薬品名(一般名)	
潰瘍の治療薬	ファモチジン, ラニチジン, ニザチジン, シメチジン	
がん治療薬	イリノテカン	
	シクロホスファミド	
	シスプラチン	
	ブスルファン, ダカルバジン, シクロホスファミド, イホマイド, メルファラン, カルボプラチン, シスプラチン, シタラビン, フルオロウラシル, ゲムシタビン, クラドリビン, フルダラビン, メルカプトプリン, ペントスタチン, ビンブラスチン, ビンクリスチン	
	エトポシド	
狭心症・高血圧・頻脈性不整脈の治療薬	ジルチアゼム	
狭心症・心筋梗塞・心不全の治療薬	ニトログリセリン	

医薬品との相互作用

※医薬品を服用している方はサプリメント・健康食品を使用する前に、必ず医師・薬剤師に相談してください

相互作用があるサプリメント・健康食品名
CUBEBS, アメリカサンショウ, アルピニア, アレトリス, 欧州アザミ, カッシア, キナ, コロンボ根, ショウブ, デビルズクロー, ノコギリソウ, ビール, プリックリーアッシュ, ペパーミントオイル, ワイン
キャベツ, クリシン, グルカル酸カルシウム, **セント・ジョンズ・ワート**, タンポポ, ミルクシスル
カバ, デビルズクロー, 冬虫夏草, レンゲ
亜鉛, ブラックコホシュ
α-リポ酸, CoQ-10, N-アセチルグルコサミン, グルコサミン塩酸塩, グルコサミン硫酸塩, グルタミン, ビタミンC(アスコルビン酸), ビタミンE
カバ, **グレープフルーツ**, 黒コショウと白コショウ, ヒドラスチス
CoQ-10, DHA, EPA, L-アルギニン, アセンヤクノキ, アンドログラフィス, イカリソウ, イチョウ, イラクサ, エキナセア, オリーブ(葉), 柿, カゼイン・ペプチド, カバ, カラギーナン, カルシウム, 甘草, キャッツクロー, 魚油, クコ属, ググル, **グレープフルーツ**, **グレープフルーツ種子抽出物**, 黒コショウと白コショウ, コーンシルク, ザクロ, **サンザシ**, ジャイアントフェンネル, ショウガ, ステビア, タラ肝油, チョウセンゴミシ, ツルニチニチソウ, テアニン, デビルズクロー, 麦角, パンガミン酸, ビタミンD, ヒドラスチス, フキタンポポ, ブルーコホシュ, ベトニー, 紅麹, **ホルスコリン**, マグネシウム, ヨーロッパヤドリギ, ヨヒンベ, リチウム, リンドウ, 霊芝, ワイルドキャロット
L-アルギニン, **N-アセチルシステイン**, **サンザシ**, **ホルスコリン**

青字……一緒に飲んではいけません
黒字……一緒に飲むときは慎重な経過観察が必要です。
　　　　または注意が必要です

医薬品の種類	医薬品名(一般名)	
狭心症・心筋梗塞の治療薬	ジピリダモール	
	ベラパミル	
狭心症の治療薬	硝酸イソソルビド, ニトログリセリン	
局所麻酔薬	コカイン	
筋萎縮性側索硬化症(ALS)を改善する薬	リルゾール	
禁煙補助剤	ニコチン	
筋弛緩薬	バクロフェン, ボツリヌス毒素, クロルゾキサゾン, ダントロレン	
	クロルゾキサゾン	
駆虫薬	プラジカンテル	
血液を固まりにくくする薬	ダルテパリン, ダナパロイド, ヘパリン, ワルファリン, クロピドグレル, ジピリダモール	

医薬品との相互作用

※医薬品を服用している方はサプリメント・健康食品を使用する前に、必ず医師・薬剤師に相談してください

相互作用があるサプリメント・健康食品名
アデノシン, ウーロン茶, カフェイン, ガラナ豆, 紅茶, コーヒー, コーラの木の実, ココア, プーアール茶（普耳茶）, マテ, 緑茶
ウーロン茶, カフェイン, カバ, ガラナ豆, カルシウム, 黒コショウと白コショウ, **グレープフルーツ**, **グレープフルーツ種子抽出物**, 紅茶, コーヒー, コーラの木の実, ココア, ザクロ, **サンザシ**, ジャーマン・カモミール, ショウガ, ステビア, タンポポ, パンガミン酸, ビタミンD, ヒドラスチス, フィーバーフュー, プーアール茶（普耳茶）, フォーチ, ペパーミント（葉, オイル）, **ホルスコリン**, メラトニン, ユーカリ油, リチウム, レッドクローバー, 緑茶
L-アルギニン, **サンザシ**, **ホルスコリン**
アルコール, **ウーロン茶**, **ガラナ豆**, **コーラの木の実**, **コカ**, 唐辛子, **プーアール茶（普耳茶）**, **マテ**, **緑茶**
ウーロン茶, カフェイン, 紅茶, コーヒー, コーラの木の実, プーアール茶（普耳茶）, マテ
ナイアシンとニコチンアミド（ビタミンB3）, ニコチン酸イノシトール
ガンマ-ヒドロキシ酪酸塩（GHB）, **ガンマ-ブチロラクトン（GBL）**, ブタンジオール（BD）, **プロカイン**, マグネシウム, リチウム
ガーリック, カバ, クレソン
グレープフルーツ
DHA, EPA, アジョワン, 亜麻の種子, アンドログラフィス, イカリソウ, **イチョウ**, **ウィローバーク**, ウーロン茶, ウコン, 梅, エゾウコギ, オールスパイス, オキアミ油, ガーリック, カフェイン, カラギーナン, ガラナ豆, ガンマ-リノレン酸, キナ, 魚油, クズ, グッグル, クローブオイル, 紅茶, コーヒー, ゴボウ, サーチ, ジアオグラン, ジャイアントフェンネル, シャクヤク, ショウガ, スイートクローバー, スワロールート, セイヨウトチノキ,

青字……一緒に飲んではいけません
黒字……一緒に飲むときは慎重な経過観察が必要です。
　　　　または注意が必要です

医薬品の種類	医薬品名(一般名)	
血液を固まりにくくする薬	ダルテパリン, ダナパロイド, ヘパリン, ワルファリン, クロピドグレル, ジピリダモール	
	ワルファリン	

医薬品との相互作用

※医薬品を服用している方はサプリメント・健康食品を使用する前に、必ず医師・薬剤師に相談してください

相互作用があるサプリメント・健康食品名
ソーパルメット(ノコギリヤシ), タイム, タマネギ, タラ肝油, **タンジン**, チャイニーズプリックリーアッシュ, 丁子(乾燥つぼみ, 葉, 茎), 朝鮮人参, チラトリコール, **月見草油**, ディアタング, 唐辛子, **ドンクアイ**, ナットウキナーゼ, ニコチン酸イノシトール, ノコギリソウ, パウダルコ, パセリ(葉, 根), バナジウム, ハニーサックル, バニラグラス, パンテチン, ビタミンE, ビンポセチン, フィーバーフュー, フィチン酸, プーアール茶, ブークー, フェヌグリーク, フキタンポポ, ブラダーラック, ブロメライン, 紅花, ホーリーバジル, ボラージシードオイル, **ポリコサノール**, ホルスコリン, ボルド, マテ, ミツガシワ, メソグリカン, メトキシル化フラボン, メラトニン, 緑茶, 霊芝, レッドクローバー, レスベラトロール, レンギョウ
CoQ-10, DHA, EPA, L-カルニチン, N-アセチルグルコサミン, アジョワン, アセチル-L-カルニチン, アセロラ, アボカド, 亜麻仁油, 亜麻の種子, **アメリカジンセン**, **アルファルファ**, アンドログラフィス, イカリソウ, **イチョウ**, イプリフラボン, イラクサ, **ウィローバーク**, **ウィンターグリーン**, ウーロン茶, ウコン, 梅, エゾウコギ, **エチレンジアミン-4-酢酸**, オールスパイス, ガーリック, カバ, カフェイン, カラギーナン, ガラナ豆, 甘草, ガンマ-リノレン酸, キトサン, キナ, キャベツ, 魚油, クコ属, クズ, グッグル, クランベリー, グルコサミン塩酸塩, グルコサミン硫酸塩, グレープフルーツ, グレープフルーツ種子抽出物, クレソン, クローブオイル, クロレラ, 紅茶, コーヒー, コーンシルク, ゴボウ, コンドロイチン硫酸, サーチ, サイリウム(オオバコ), ジアオグラン, ジャーマン・カモミール, ジャイアントフェンネル, シャクヤク, ショウガ, スイートクローバー, スワロールート, セイヨウトチノキ, **セント・ジョンズ・ワート**, ソーパルメット(ノコギリヤシ), 大豆, タイム, タマネギ, タラ肝油, **タンジン**, チェロキーローズヒップ, チャイニーズプリックリーアッシュ, 丁子(乾燥つぼみ, 葉, 茎), チョウセンゴミシ, 朝鮮人参, チラトリコール, **月見草油**, ディアタング, デビルズクロー, 唐辛子, **ドンクアイ**, ナットウキナーゼ, ニコチン酸イノシトール, ノコギリソウ, パウダルコ, パセリ(葉, 根), バナジウム,

青字……一緒に飲んではいけません
黒字……一緒に飲むときは慎重な経過観察が必要です。
　　　　または注意が必要です

医薬品の種類	医薬品名(一般名)
血液を固まりにくくする薬	ワルファリン
解熱消炎鎮痛薬	イブプロフェン

医薬品との相互作用

※医薬品を服用している方はサプリメント・健康食品を使用する前に、必ず医師・薬剤師に相談してください

相互作用があるサプリメント・健康食品名
ハニーサックル, バニラグラス, パパイヤ, パンテチン, **ビール**, ビタミンA, ビタミンC（アスコルビン酸）, ビタミンE, **ビタミンK**, ビンポセチン, フィーバーフュー, フィチン酸, プーアール茶（普耳茶）, ブークー, フェヌグリーク, フォーチ, フキタンポポ, ブドウ, ブラダーラック, プロピオニル-L-カルニチン, ブロメライン, 紅花, ペパーミントオイル, ホーリーバジル, ホウレンソウ, ボラージシードオイル, **ポリコサノール**, ホルスコリン, ボルド, マテ, ミツガシワ, ミルクシスル, ミルラ, メソグリカン, メトキシル化フラボン, メラトニン, モリンダ, ヤナギタデ, ユーカリ油, リモネン, 緑茶, 霊芝, レスベラトロール, レッドクローバー, レンギョウ, ローズヒップ, ローヤルゼリー, ワイン
DHA, EPA, アジョワン, 亜麻仁油, 亜麻の種子, アンドログラフィス, イカリソウ, **イチョウ**, イプリフラボン, **ウィローバーク**, ウーロン茶, ウコン, 梅, エゾウコギ, オールスパイス, ガーリック, カバ, カフェイン, カラギーナン, ガラナ豆, 甘草, ガンマ-リノレン酸, キナ, 魚油, クコ属, クズ, グッグル, クランベリー, クレアチン, グレープフルーツ, クローブオイル, クロム, 紅茶, コーヒー, ゴシポール, ゴボウ, サーチ, ジアオグラン, ジャイアントフェンネル, シャクヤク, ショウガ, スイートクローバー, スワロールート, セイヨウトチノキ, セント・ジョンズ・ワート, ソーパルメット（ノコギリヤシ）, タイム, タマネギ, タマリンド, タラ肝油, **タンジン**, チャイニーズプリックリーアッシュ, 丁子（乾燥つぼみ, 葉, 茎）, チョウセンゴミシ, 朝鮮人参, チラトリコール, **月見草油**, ディアタング, デビルズクロー, 唐辛子, **ドンクアイ**, ナットウキナーゼ, ニコチン酸イノシトール, ノコギリソウ, パウダルコ, パセリ（葉, 根）, バナジウム, ハニーサックル, バニラグラス, パンテチン, ビール, ビタミンE, ビンポセチン, フィーバーフュー, フィチン酸, プーアール茶（普耳茶）, ブークー, フェヌグリーク, フォーチ, フキタンポポ, ブラダーラック, ブロメライン, 紅花, ペパーミントオイル, ボラージシードオイル, **ポリコサノール**, ホルスコリン, ボルド, マテ, ミツガシワ, ミルクシスル, メソグリカン, メトキシル化フラボン, メラトニン, ユーカリ油, リチウム, リモネン, 緑茶, 霊芝, レスベラトロール, レッドクローバー, レンギョウ, ワイン

青字……一緒に飲んではいけません
黒字……一緒に飲むときは慎重な経過観察が必要です。
　　　　または注意が必要です

医薬品の種類	医薬品名(一般名)	
解熱鎮痛薬	アスピリン	
	アセトアミノフェン	
嫌酒薬	ジスルフィラム	

医薬品との相互作用

※医薬品を服用している方はサプリメント・健康食品を使用する前に、必ず医師・薬剤師に相談してください

相互作用があるサプリメント・健康食品名
DHA, EPA, アジョワン, 亜麻仁油, 亜麻の種子, アンドログラフィス, イカリソウ, **イチョウ**, ウィローバーク, ウィンターグリーン, ウーロン茶, ウコン, 梅, エゾウコギ, オールスパイス, ガーリック, カフェイン, カラギーナン, ガラナ豆, ガンマ-リノレン酸, キナ, 魚油, クズ, グッグル, クローブオイル, クロム, 紅茶, コーヒー, ゴシポール, ゴボウ, サーチ, ジアオグラン, ジャイアントフェンネル, シャクヤク, ショウガ, スイートクローバー, スワロールート, セイヨウトチノキ, ソーパルメット(ノコギリヤシ), タイム, タマネギ, タマリンド, タラ肝油, **タンジン**, チェロキーローズヒップ, チャイニーズプリックリーアッシュ, 丁子(乾燥つぼみ, 葉, 茎), 朝鮮人参, チラトリコール, **月見草油**, ディアタング, 唐辛子, **ドンクアイ**, ナイアシンとニコチンアミド(ビタミンB3), ナットウキナーゼ, ニコチン酸イノシトール, ノコギリソウ, パウダルコ, パセリ(葉, 根), バナジウム, ハニーサックル, バニラグラス, パンテチン, ビール, ビタミンC (アスコルビン酸), ビタミンE, ビンポセチン, フィーバーフュー, フィチン酸, プーアール茶(普耳茶), ブークー, フェヌグリーク, フキタンポポ, ブラダーラック, ブロメライン, 紅花, ホーリーバジル, ボラージシードオイル, **ポリコサノール**, ホルスコリン, ボルド, マテ, ミツガシワ, メソグリカン, メドウスイート, メトキシル化フラボン, メラトニン, リチウム, リボース, 緑茶, 霊芝, レスベラトロール, レッドクローバー, レンギョウ, ワイン
N-アセチルグルコサミン, N-アセチルシステイン, アジョワン, アンブレット, ガーリック, カバ, キャベツ, クリシン, グルカル酸カルシウム, グルコサミン塩酸塩, グルコサミン硫酸塩, グレーターセランダイン(乾燥した地上部), ケーラ, **コンフリー**, スイートクローバー, タンポポ, チャパラル, ツボクサ, ハイビスカス, **ビール**, ビタミンA, ビタミンC (アスコルビン酸), フォーチ, ブラックコホシュ, 紅麹, ボルド, ミルクシスル, モリンダ, 緑茶, **ワイン**
ウーロン茶, カフェイン, ガラナ豆, 紅茶, 紅茶キノコ, コーヒー, コーラの木の実, ココア, **ビール**, プーアール茶(普耳茶), マテ, マリファナ, 緑茶, **ワイン**

青字……一緒に飲んではいけません
黒字……一緒に飲むときは慎重な経過観察が必要です。
　　　　または注意が必要です

医薬品の種類	医薬品名(一般名)	
降圧利尿薬	クロロチアジド	
	インダパミド, クロロチアジド, ヒドロクロロチアジド, クロルタリドン, メトラゾン	
	フロセミド	

医薬品との相互作用

※医薬品を服用している方はサプリメント・健康食品を使用する前に、必ず医師・薬剤師に相談してください

相互作用があるサプリメント・健康食品名
カルシウム, ドロマイト, パンガミン酸, ビタミンD, リチウム
MEXICAN SCAMMONY ROOT, アラセイトウ, アロエ, **イエロードック**, インディアン・スネークルート, エチレンジアミン-4-酢酸, **オレアンダー**, 海葱, カキネガラシ, カスカラ, カッシア, カバノキ, カリウム, カルシウム, カロトロピス, 甘草, ガンボジ, クリスマスローズ, ゲウム, コーンシルク, ゴシポール, コロシント, コンブ, ジギタリス, ジュニパー, ストーンルート, ストロファンツス, スワンプミルクウィード, セイタカアワダチソウ, セイヨウイソノキ, セイヨウゴマノハグサ, セシウム, センナ, ダイオウ, タンポポ, ドイツスズラン, トウワタ, パセリ(種子), **ドロマイト**, パセリ(葉, 根), バターナット, パンガミン酸, ビタミンD, ヒマ(種子), ヒロハヒルガオ, フォーチ, ブラックルート, ブルーフラッグ, マグネシウム, マンナ, ムラサキマサキ, モリンダ, ヤナギトウワタ, ヤラッパ, ヨウ素・ヨード, ヨーロピアンバックソーン, ラビジ, リチウム, リンゴ酢, ルバーブ
CoQ-10, DHA, EPA, L-アルギニン, MEXICAN SCAMMONY ROOT, アセンヤクノキ, アラセイトウ, アロエ, アンドログラフィス, **イエロードック**, イカリソウ, イラクサ, インディアン・スネークルート, エチレンジアミン-4-酢酸, **オレアンダー**, オリーブ(葉), 海葱, 柿, カキネガラシ, カスカラ, カゼイン・ペプチド, カッシア, カバノキ, カラギーナン, カロトロピス, 甘草, ガンボジ, キャッツクロー, 魚油, クコ属, クリスマスローズ, ゲウム, ゲルマニウム, コーンシルク, ゴシポール, コロシント, ザクロ, ジギタリス, ジャイアントフェンネル, ジュニパー, ステビア, ストーンルート, ストロファンツス, スワンプミルクウィード, セイタカアワダチソウ, セイヨウイソノキ, セイヨウゴマノハグサ, セシウム, センナ, ダイオウ, タラ肝油, 朝鮮人参, ツルニチニチソウ, テアニン, デビルズクロー, ドイツスズラン, トウワタ, パセリ(種子), パセリ(葉, 根), バターナット, ヒマ(種子), ヒロハヒルガオ, フォーチ, フキタンポポ, ブラックルート, ブルーコホシュ, ブルーフラッグ, ベトニー, マンナ, ムラサキマサキ, ヤナギトウワタ, ヤラッパ, ヨーロッパヤドリギ, ヨーロピアンバックソーン, ヨヒンベ, ラビジ, リンゴ酢, リンドウ, ルバーブ, 霊芝, ワイルドキャロット

青字……一緒に飲んではいけません
黒字……一緒に飲むときは慎重な経過観察が必要です。
　　　　または注意が必要です

医薬品の種類	医薬品名（一般名）
降圧利尿薬	ブメタニド, フロセミド
抗菌薬	スルファメトキサゾール, トリメトプリム
	スルファジアジン, スルファメトキサゾール, トリメトプリム
高血圧・狭心症・不整脈の治療薬	プロプラノロール
高血圧・狭心症の治療薬	セリプロロール
	アムロジピン, ジルチアゼム, フェロジピン, ニカルジピン, ニフェジピン, ニソルジピン, ベラパミル
	ニフェジピン
高血圧・心不全の治療薬	トリアムテレン, スピロノラクトン

医薬品との相互作用

※医薬品を服用している方はサプリメント・健康食品を使用する前に、必ず医師・薬剤師に相談してください

相互作用があるサプリメント・健康食品名
リチウム
パラアミノ安息香酸(PABA), ビール, プロカイン, ワイン
亜鉛, **アカシアガム**, イチョウ, ウーロン茶, **オレアンダー**, カオリン, カキネガラシ, カフェイン, ガラナ豆, カルシウム, 銀コロイド, クリスマスローズ, グルカル酸カルシウム, ケルセチン, 紅茶, コーヒー, コーラの木の実, ココア, ジギタリス, スイートオレンジ, ストロンチウム, スワンプミルクウィード, ダイオウ, 大豆, タンポポ, 鉄, ドイツスズラン, ドロマイト, 乳酸菌, パラアミノ安息香酸(PABA), ビール, ビタミンA, **ヒバ**, ビフィズス菌, プーアール茶(普耳茶), フェンネル(実, 種子), プロカイン, ブロメライン, ペクチン, ホエイプロテイン, マグネシウム, マテ, マンガン, ムラサキマサキ, ヨーグルト, 緑茶, ワイン
イチョウ, イプリフラボン, **インディアン・スネークルート**, インドール-3-メタノール, エキナセア, エゾウコギ, カバ, キャベツ, グッグル, クリシン, グレープフルーツ, 黒コショウと白コショウ, ザクロ, **サンザシ**, ジインドリルメタン, ジャーマン・カモミール, スルフォラファン, セント・ジョンズ・ワート, タンポポ, ナツメッグとニクズク, フィーバーフュー, フォーチ, ブドウ, ペパーミント(葉), ペパーミントオイル, メトキシル化フラボン, ユーカリ油, リボース, レッドクローバー
スイートオレンジ
グレープフルーツ, **グレープフルーツ種子抽出物**, **サンザシ**, ショウガ, ステビア, パンガミン酸, **ホルスコリン**, リチウム
カルシウム, **グレープフルーツ**, **グレープフルーツ種子抽出物**, **コカ**, **サンザシ**, ショウガ, ステビア, パンガミン酸, **ホルスコリン**, マグネシウム, メラトニン
カリウム, コンブ, タンポポ, **ドロマイト**, マグネシウム, モリンダ, ヨウ素・ヨード

青字……一緒に飲んではいけません
黒字……一緒に飲むときは慎重な経過観察が必要です。
　　　　または注意が必要です

医薬品の種類	医薬品名（一般名）	
高血圧・統合失調症の治療薬	レセルピン	
高血圧の治療薬	カルベジロール	
	カンデサルタン, ロサルタン, テルミサルタン, バルサルタン	
	グアナベンズ	
	クロニジン	
	フェントラミン, タムスロシン, テラゾシン, プラゾシン, ドキサゾシン	
	アテノロール, ラベタロール, メトプロロール, ナドロール, プロプラノロール	
	メチルドーパ	
	ロサルタン	

医薬品との相互作用　165

※医薬品を服用している方はサプリメント・健康食品を
使用する前に、必ず医師・薬剤師に相談してください

相互作用があるサプリメント・健康食品名
フィーバーバーク
グレープフルーツ, グレープフルーツ種子抽出物
カリウム, モリンダ, **ヨウ素・ヨード**
ヨヒンベ
ヨヒンベ, ナイアシンとニコチンアミド（ビタミンB3）
ナギイカダ
CoQ-10, DHA, EPA, L-アルギニン, アセンヤクノキ, アンドログラフィス, イカリソウ, イラクサ, オリーブ（葉）, 柿, カゼイン・ペプチド, カラギーナン, 甘草, キャッツクロー, 魚油, クコ属, コーンシルク, ザクロ, ジャイアントフェンネル, ステビア, タラ肝油, ツルニチニチソウ, テアニン, デビルズクロー, フキタンポポ, ブルーコホシュ, ベトニー, ヨーロッパヤドリギ, ヨヒンベ, リンドウ, 霊芝, ワイルドキャロット
COWHAGE, アジョワン, カバ, グレーターセランダイン（乾燥した地上部）, ケーラ, **コンフリー**, スイートクローバー, **チャパラル**, ツボクサ, 鉄, **ビール**, ビタミンA, フォーチ, ブラックコホシュ, 紅麹, ボルド, モリンダ, リチウム, 緑茶, **ワイン**
CoQ-10, DHA, EPA, L-アルギニン, アセンヤクノキ, アンドログラフィス, イカリソウ, イチョウ, イプリフラボン, イラクサ, エゾウコギ, オリーブ（葉）, カゼイン・ペプチド, カバ, カラギーナン, カリウム, 甘草, キャッツクロー, 魚油, クコ属, クランベリー, グレープフルーツ, コーンシルク, ザクロ, ジャイアントフェンネル, ステビア, セント・ジョンズ・ワート, タラ肝油, チョウセンゴミシ, ツルニチニチソウ, テアニン, デビルズクロー, フィーバーフュー, フォーチ, フキタンポポ, ブルーコホシュ, ベトニー, ペパーミントオイル, ミルクシスル, モリンダ, ユーカリ油, **ヨウ素・ヨード**, ヨーロッパヤドリギ, ヨヒンベ, リモネン, リンドウ, 霊芝, レッドクローバー, ワイルドキャロット

青字……一緒に飲んではいけません
黒字……一緒に飲むときは慎重な経過観察が必要です。
　　　　または注意が必要です

医薬品の種類	医薬品名（一般名）
高血圧の治療薬	カプトプリル, エナラプリル, リシノプリル, ペリンドプリル, キナプリル, トランドラプリル
	フェロジピン
	レセルピン, メチルドーパ, クロニジン, グアナベンズ ドキサゾシン, プラゾシン, テラゾシン ロサルタン, バルサルタン ベナゼプリル, カプトプリル, エナラプリル, リシノプリル, キナプリル
高コレステロール血症を改善する薬	コレスチラミン
甲状腺機能亢進症を改善する薬	ヨウ化カリウム, プロピルチオウラシル
甲状腺機能低下症を改善する薬	レボチロキシン
抗生物質	アジスロマイシン, クラリスロマイシン, デメクロサイクリン, エリスロマイシン
	エトポシド, ビンブラスチン, ビンクリスチン, ビノレルビン
	エリスロマイシン

医薬品との相互作用　**167**

※医薬品を服用している方はサプリメント・健康食品を使用する前に、必ず医師・薬剤師に相談してください

相互作用があるサプリメント・健康食品名
カリウム, コンブ, ザクロ, 唐辛子, モリンダ, ヨウ素・ヨード, リチウム
カルシウム, **グレープフルーツ**, **グレープフルーツ種子抽出物**, **サンザシ**, ショウガ, ステビア, ダイダイ, パンガミン酸, **ホルスコリン**, マグネシウム, リチウム, **ワイン**
CoQ-10, DHA, EPA, L-アルギニン, アセンヤクノキ, アンドログラフィス, イカリソウ, イラクサ, オリーブ（葉）, 柿, カゼイン・ペプチド, カラギーナン, 甘草, キャッツクロー, 魚油, クコ属, コーンシルク, ザクロ, ジャイアントフェンネル, ステビア, タラ肝油, ツルニチニチソウ, テアニン, デビルズクロー, フキタンポポ, ブルーコホシュ, ベトニー, ヨーロッパヤドリギ, ヨヒンベ, リンドウ, 霊芝, ワイルドキャロット
チラトリコール, ナイアシンとニコチンアミド（ビタミンB3）
ブラダーラック, **ヨウ素・ヨード**
L-カルニチン, アシュワガンダ, カルシウム, グッグル, コンブ, ジプシーワート, セロリ, **チラトリコール**, チロシン, 鉄, ドロマイト, ナズナ, 紅麹, ホースラディッシュ
オレアンダー, カキネガラシ, クリスマスローズ, ジギタリス, スワンプミルクウィード, ダイオウ, ドイツスズラン, ムラサキマサキ
グルコサミン塩酸塩, グルコサミン硫酸塩
アジョワン, **オレアンダー**, カキネガラシ, カバ, クリスマスローズ, グレーターセランダイン（乾燥した地上部）, グレープフルーツ, 黒コショウと白コショウ, ケーラ, **コンフリー**, ジギタリス, スイートクローバー, スワンプミルクウィード, **セント・ジョンズ・ワート**, ダイオウ, **チャパラル**, ツボクサ, ドイツスズラン,

青字……一緒に飲んではいけません
黒字……一緒に飲むときは慎重な経過観察が必要です。
　　　　または注意が必要です

医薬品の種類	医薬品名（一般名）	
抗生物質	エリスロマイシン	
	カナマイシン	
	グリセオフルビン	
	クロラムフェニコール	
	ゲンタマイシン, アミカシン, トブラマイシン	
	シプロフロキサシン	
	シプロフロキサシン, ガチフロキサシン, レボフロキサシン, モキシフロキサシン, ノルフロキサシン, オフロキサシン, トロバフロキサシン	
	セフォペラゾン	
	テトラサイクリン, ミノサイクリン, ドキシサイクリン	
	テルビナフィン	

医薬品との相互作用　169

※医薬品を服用している方はサプリメント・健康食品を使用する前に、必ず医師・薬剤師に相談してください

相互作用があるサプリメント・健康食品名
麦角, ビール, ビタミンA, ヒドラスチス, フォーチ, ブラックコホシュ, 紅麹, ボルド, ムラサキマサキ, モリンダ, 緑茶, **ワイン**
グルカル酸カルシウム, マグネシウム
ビール, ワイン
アデノシルコバラミン, 鉄, **ビタミンB12**
マグネシウム
亜鉛, アカザ, アジョワン, アストランティア, アルファルファ, ウーロン茶, カフェイン, ガラナ豆, カルシウム, 銀コロイド, クロロフィル, ケーラ, ケノポジ油, ケルセチン, 紅茶, コーヒー, コーラの木の実, ココア, スイートオレンジ, ストロンチウム, セロリ, **セント・ジョンズ・ワート**, タンポポ, 鉄, ドロマイト, プーアール茶(普耳茶), フェンネル(実, 種子), ベルガモット油, ヘンルーダ, ホエイプロテイン, マグネシウム, マテ, マンガン, ヨーグルト, 緑茶, ワイルドキャロット
亜鉛, ウーロン茶, カフェイン, ガラナ豆, カルシウム, 銀コロイド, ケルセチン, 紅茶, コーヒー, コーラの木の実, ココア, スイートオレンジ, ストロンチウム, タンポポ, 鉄, ドロマイト, プーアール茶(普耳茶), ホエイプロテイン, マグネシウム, マテ, マンガン, 緑茶
ビール, ワイン
亜鉛, **オレアンダー**, カキネガラシ, カルシウム, 銀コロイド, クリスマスローズ, ジギタリス, ストロンチウム, スワンプミルクウィード, ダイオウ, 鉄, ドイツスズラン, ドロマイト, ビタミンA, ブロメライン, ペクチン, ホエイプロテイン, マグネシウム, マンガン, ムラサキマサキ, ヨーグルト
ウーロン茶, カフェイン, ガラナ豆, 紅茶, コーヒー, コーラの木の実, サッカロミセス・ブラディー, ビール酵母, プーアール茶(普耳茶), マテ, 緑茶

青字……一緒に飲んではいけません
黒字……一緒に飲むときは慎重な経過観察が必要です。
　　　　または注意が必要です

医薬品の種類	医薬品名(一般名)	
抗生物質	シプロフロキサシン, レボフロキサシン, ノルフロキサシン, オフロキサシン, エノキサシン, ロメフロキサシン ペニシリン, オキサシリン, クロキサシリン, アンピシリン, アモキシシリン, クラブラン酸, ピペラシリン, タゾバクタム クラリスロマイシン, アジスロマイシン, エリスロマイシン, エチルコハク	
	テトラサイクリン	
	ペニシリン	
更年期障害などを改善するホルモン薬	プレマリン	

医薬品との相互作用 171

※医薬品を服用している方はサプリメント・健康食品を
使用する前に、必ず医師・薬剤師に相談してください

相互作用があるサプリメント・健康食品名
亜鉛, **アカシアガム**, イチョウ, ウーロン茶, **オレアンダー**, カオリン, カキネガラシ, カフェイン, ガラナ豆, カルシウム, 銀コロイド, クリスマスローズ, グルカル酸カルシウム, ケルセチン, 紅茶, コーヒー, コーラの木の実, ココア, ジギタリス, スイートオレンジ, ストロンチウム, スワンプミルクウィード, ダイオウ, 大豆, タンポポ, 鉄, ドイツスズラン, ドロマイト, 乳酸菌, **パラアミノ安息香酸(PABA)**, ビール, ビタミンA, **ヒバ**, ビフィズス菌, プーアール茶(普耳茶), フェンネル(実, 種子), プロカイン, ブロメライン, ペクチン, ホエイプロテイン, マグネシウム, マテ, マンガン, ムラサキマサキ, ヨーグルト, 緑茶, ワイン
5-ヒドロキシトリプトファン, **COWHAGE**, **L-トリプトファン**, **SAMe**, アメリカジンセン, イチョウ, イボガ, **インディアン・スネークルート**, ウーロン茶, **エニシダ(ハーブ)**, **エニシダ(花)**, カフェイン, ガラナ豆, カラバルマメ, カントリーマロウ, 紅茶, コーヒー, コーラの木の実, ココア, ショウブ, セレウス, **セント・ジョンズ・ワート**, **大豆**, **ダイダイ**, チョウセンアサガオ, 朝鮮人参, デアノル, トウゲシバ, **麦角**, **ハワイアンベビーウッドローズ**, **ビール酵母**, **ヒバ**, ヒューペルジンA, **ヒヨス**, ビンロウジュ, プーアール茶(普耳茶), フェニルアラニン, ベラドンナ, ホスファチジルコリン, ホスファチジルセリン, マオウ(麻黄), マテ, マンドラゴラ, **ヨウシュハシリドコロ**, **ヨヒンベ**, **リチウム**, リボフラビン(ビタミンB2), **硫酸ヒドラジン**, 緑茶, **ワイン**
グアーガム, **ヒバ**
アセロラ, アニス, アルファルファ, アンドロステンジオール, イチョウ, ウーロン茶, エキナセア, ガーリック, カフェイン, ガラナ豆, カルシウム, 甘草, キャベツ, グアーガム, クズ, **グッグル**, **グレープフルーツ**, **グレープフルーツ種子抽出物**, クリシン, グルカル酸カルシウム, 紅茶, コーヒー, コーラの木の実, ココア, サイリウム, ジャーマン・カモミール, ストロンチウム, **セント・ジョンズ・ワート**, ソーパルメット(ノコギリヤシ), 大豆, タンポポ, チェストベリー, チェロキーローズヒップ,

青字……一緒に飲んではいけません
黒字……一緒に飲むときは慎重な経過観察が必要です。
　　　　または注意が必要です

医薬品の種類	医薬品名（一般名）	
更年期障害などを改善するホルモン薬	プレマリン	
骨髄性白血病等の治療薬	イマチニブ	
催眠薬	抱水クロラール	
	セコバルビタール, ペントバルビタール, クロナゼパム, ジアゼパム, セコバルビタール, ゾルピデム, ヒドロキシジン, テマゼパム, フルラゼパ, トリアゾラム, ロラゼパム, エスタゾラム, セコバルビタール, フェノバルビタール	
	トリアゾラム	
脂質異常症（高脂血症）を改善する薬	アトルバスタチン, フルバスタチン, プラバスタチン	

医薬品との相互作用

※医薬品を服用している方はサプリメント・健康食品を
使用する前に、必ず医師・薬剤師に相談してください

相互作用があるサプリメント・健康食品名
チョウセンゴミシ, デヒドロエピアンドロステロン, ドロマイト, ビタミンC(アスコルビン酸), プーアール茶(普耳茶), フェンネル(実, 種子), プレグネノロン, プロゲステロン, ホウ素, マテ, ミルクシスル, ヤナギトウワタ, 緑茶, レッドクローバー, ローズヒップ, ワイルドキャロット
セント・ジョンズ・ワート
クラリーセージ, ラベンダー
L-トリプトファン, YERBA MANSA, アシュワガンダ, イラクサ, エゾウコギ, エリキャンペーン, **カノコソウ**, **カバ**, カレンジュラ, **ガンマ-ヒドロキシ酪酸塩(GHB)**, **ガンマ-ブチロラクトン(GBL)**, キャットニップ, **月桂樹**, ササフラス, ジャーマン・カモミール, **ジャマイカンドッグウッド**, ショウブ, セージ, セロリ, **ツボクサ**, ナズナ, バイカルスカルキャップ, パッションフラワー, ハナビシソウ, **ビール**, ビターアーモンド, **ブタンジオール(BD)**, ホップ, **マーシュティー**, **マザーワート**, **マリファナ**, **メラトニン**, モクレン, ラベンダー, 硫酸ヒドラジン, レモンバーム, **ワイルドレタス**, **ワイン**
アジョワン, アメリカンエルダー, イチョウ, エキナセア, エゾウコギ, 黄蓮(オウレン), オレゴングレープ, ガーリック, カノコソウ, カバ, 甘草, キハダ, キャッツクロー, グッグル, 黒コショウと白コショウ, **グレープフルーツ**, **グレープフルーツ種子抽出物**, ジャーマン・カモミール, **セント・ジョンズ・ワート**, ダイダイ, チョウセンゴミシ, ツリーターメリック, デヒドロエピアンドロステロン, デビルズクロー, バーベリー, ビタミンE, ヒドラスチス, フィーバーフュー, フォーチ, ペパーミントオイル, ベルベリン, ユーカリ油, ライム(実, 皮), レスベラトロール, レッドクローバー
グレープフルーツ種子抽出物, ベータカロテン, ナイアシンとニコチンアミド(ビタミンB3), ニコチン酸イノシトール, ビタミンC, ビタミンE, 紅麹

青字……一緒に飲んではいけません
黒字……一緒に飲むときは慎重な経過観察が必要です。
　　　　または注意が必要です

医薬品の種類	医薬品名（一般名）	
脂質異常症（高脂血症）を改善する薬	シンバスタチン	
	プラバスタチン	
消化管運動を改善する薬	メトクロプラミド	
	ラクツロース	
真菌感染症を改善する薬	イトラコナゾール	
	シクロピロクス, グリセオフルビン, テルビナフィン, クロトリマゾール, フルコナゾール, イトラコナゾール, ケトコナゾール, ミコナゾール, アムホテリシンB	

医薬品との相互作用

※医薬品を服用している方はサプリメント・健康食品を使用する前に、必ず医師・薬剤師に相談してください

相互作用があるサプリメント・健康食品名
アジョワン, カバ, グレーターセランダイン（乾燥した地上部）, **グレープフルーツ**, **グレープフルーツ種子抽出物**, ケーラ, **コンフリー**, スイートクローバー, セント・ジョンズ・ワート, **チャパラル**, ツボクサ, ナイアシンとニコチンアミド（ビタミンB3）, ニコチン酸イノシトール, **ビール**, ビタミンA, フォーチ, ブラックコホシュ, 紅麹, ボルド, モリンダ, 緑茶, **ワイン**
アジョワン, カバ, グレーターセランダイン（乾燥した地上部）, **グレープフルーツ**, **グレープフルーツ種子抽出物**, ケーラ, **コンフリー**, **スイートオレンジ**, スイートクローバー, セレン, **チャパラル**, ツボクサ, ナイアシンとニコチンアミド（ビタミンB3）, ニコチン酸イノシトール, **ビール**, ビタミンA, ビタミンC（アスコルビン酸）, ビタミンE, フォーチ, ブラックコホシュ, ベータカロテン, ベータシトステロール, 紅麹, ボルド, モリンダ, 緑茶, **ワイン**
チェストベリー
グルタミン
アジョワン, アメリカンエルダー, エゾウコギ, ガーリック, カバ, 甘草, キャッツクロー, グッグル, グレーターセランダイン（乾燥した地上部）, **グレープフルーツ**, **グレープフルーツ種子抽出物**, 黒コショウと白コショウ, ケーラ, **コンフリー**, サッカロミセス・ブラディー, ジャーマン・カモミール, スイートクローバー, **セント・ジョンズ・ワート**, ダイダイ, **チャパラル**, ツボクサ, デヒドロエピアンドロステロン, デビルズクロー, **ビール**, ビール酵母, ビタミンA, ビタミンE, ヒドラスチス, フィーバーフュー, フォーチ, ブラックコホシュ, ブルーフラッグ, プロカイン, 紅麹, ペパーミントオイル, ボルド, モリンダ, ユーカリ油, ライム（実, 皮）, 緑茶, レスベラトロール, レッドクローバー, **ワイン**
サッカロミセス・ブラディー, ビール酵母

青字……一緒に飲んではいけません
黒字……一緒に飲むときは慎重な経過観察が必要です。
　　　　または注意が必要です

医薬品の種類	医薬品名（一般名）	
真菌感染症を改善する薬	フルコナゾール	
心不全の治療薬	ジゴキシン	
ステロイド性消炎薬	コルチゾン	
	デキサメタゾン	
	プレドニゾロン	
	メチルプレドニゾロン	

医薬品との相互作用

※医薬品を服用している方はサプリメント・健康食品を使用する前に、必ず医師・薬剤師に相談してください

相互作用があるサプリメント・健康食品名
アジョワン, ウーロン茶, カバ, カフェイン, ガラナ豆, グレーターセランダイン(乾燥した地上部), ケーラ, 紅茶, コーヒー, コーラの木の実, ココア, **コンフリー**, サッカロミセス・ブラディー, スイートクローバー, **チャパラル**, ツボクサ, **ビール**, ビール酵母, ビタミンA, プーアール茶(普耳茶), フォーチ, ブラックコホシュ, 紅麹, ボルド, マテ, モリンダ, 緑茶, **ワイン**
MEXICAN SCAMMONY ROOT, アラセイトウ, **アロエ, イエロードック, インディアン・スネークルート**, エゾウコギ, **オレアンダー, 海葱**, カオリン, **カキネガラシ**, カスカラ, カッシア, カルシウム, カロトロピス, 甘草, ガンボジ, キャベツ, グアーガム, クリシン, クリスマスローズ, グルカル酸カルシウム, **ゲウム**, ケーラ, ゴシポール, コロシント, コンブ, サイリウム(オオバコ), サルサパリラ, **サンザシ, ジギタリス**, ストロファンツス, **スワンプミルクウィード**, セイヨウイソノキ, セレウス, **セント・ジョンズ・ワート**, センナ, **ダイオウ, タンジン**, タンポポ, **ドイツスズラン**, トウワタ, バターナット, パンガミン酸, ビタミンD, ヒドラスチス, ヒロハヒルガオ, フォーチ, フスマ, ブラックサイリウム, ブラックルート, **ブルーフラッグ, プロカイン**, ペクチン, マンナ, ミルクシスル, **ムラサキマサキ, ヤナギトウワタ**, ヤラッパ, **ヨーロピアンバックソーン**, リンゴ酢, ルバーブ
パラアミノ安息香酸(PABA)
アラセイトウ, 海葱, カスカラ, 甘草, カントリーマロウ, ガンボジ, ストロファンツス, セイヨウイソノキ, セシウム, デヒドロエピアンドロステロン, **ドイツスズラン**, バターナット, ヒマシ油, ルバーブ
冬虫夏草
アラセイトウ, 海葱, カスカラ, 甘草, ガンボジ, **グレープフルーツ**, ゲウム, コーンシルク, ストロファンツス, セイヨウイソノキ, セシウム, デヒドロエピアンドロステロン, **ドイツスズラン**, バターナット, ルバーブ

青字……一緒に飲んではいけません
黒字……一緒に飲むときは慎重な経過観察が必要です。
　　　　または注意が必要です

医薬品の種類	医薬品名（一般名）
制酸剤	ジヒドロキシアルミニウム, 炭酸カルシウム, アルミニウム, 水酸化マグネシウム
せき止めの薬	デキストロメトルファン
全身麻酔薬	チオペンタール, ケタミン, プロポフォール, 亜酸化窒素, ハロタン, セボフルラン, イソフルラン
喘息発作を改善する薬	エフェドリン
	テルブタリン, イソプロテレノール
	テオフィリン
躁病の治療薬	リチウム
男子性腺機能不全を改善する薬	テストステロン

医薬品との相互作用　179

※医薬品を服用している方はサプリメント・健康食品を使用する前に、必ず医師・薬剤師に相談してください

相互作用があるサプリメント・健康食品名
CUBEBS, アメリカサンショウ, アルピニア, アレトリス, 欧州アザミ, カッシア, キナ, コロンボ根, ショウブ, ストロンチウム, チェロキーローズヒップ, デビルズクロー, ノコギリソウ, ビタミンC, ビタミンD, プリックリーアッシュ, ペパーミントオイル, ローズヒップ
5-ヒドロキシトリプトファン, L-トリプトファン, SAMe, セント・ジョンズ・ワート, ダイダイ, 麦角, ハワイアンベビーウッドローズ, リチウム
COWHAGE, **フィーバーバーク**, ボラージシードオイル
インディアン・スネークルート, ウーロン茶, カフェイン, ガラナ豆, 紅茶, **コーヒー, コーラの木の実, マテ, 緑茶**
ココア
アデノシン, イチョウ, イプリフラボン, インドール-3-メタノール, インド長コショウ(インドロングペッパー), ウーロン茶, エキナセア, エゾウコギ, ガーリック, カバ, カフェイン, ガラナ豆, **カントリーマロウ**, キャベツ, クリシン, グレープフルーツ, 黒コショウと白コショウ, 紅茶, コーヒー, コーラの木の実, ココア, ゴシポール, ジインドリルメタン, ジャーマン・カモミール, スルフォラファン, セント・ジョンズ・ワート, タンポポ, 唐辛子, ナツメッグとニクズク, **ヒバ**, フィーバーフュー, プーアール茶(普耳茶), フォーチ, ブドウ, ペパーミント(葉), ペパーミントオイル, **マオウ(麻黄)**, マテ, **マリファナ**, メトキシル化フラボン, ユーカリ油, リチウム, 緑茶, レッドクローバー
ウーロン茶, カフェイン, ガラナ豆, 紅茶, コーヒー, コーラの木の実, ココア, サイリウム(オオバコ), プーアール茶(普耳茶), ブラックサイリウム, マテ, ヨウ素・ヨード, 緑茶
アンドロステンジオール, ストロンチウム, プレグネノロン

青字……一緒に飲んではいけません
黒字……一緒に飲むときは慎重な経過観察が必要です。
　　　　または注意が必要です

医薬品の種類	医薬品名(一般名)	
中枢神経興奮薬	メチルフェニデート	
	ペモリン, メチルフェニデート, カフェイン	
腸管糞線虫症を改善する薬	イベルメクチン	
鎮痛薬	トラマドール	
	フェナセチン	
	ペンタゾシン	
痛風を改善する薬	アロプリノール, プロベネシド, コルヒチン	
	コルヒチン	
	プロベネシド	
てんかん発作の改善薬	抱水クロラール	
	カルバマゼピン	

医薬品との相互作用 **181**

※医薬品を服用している方はサプリメント・健康食品を使用する前に、必ず医師・薬剤師に相談してください

相互作用があるサプリメント・健康食品名
セント・ジョンズ・ワート, **ヒバ**
ナギイカダ
スイートオレンジ
5-ヒドロキシトリプトファン, L-トリプトファン, SAMe, イチョウ, エゾウコギ, カバ, ザクロ, 朝鮮人参, 麦角, ハワイアンベビーウッドローズ, ヒドラスチス, ブラックコホシュ, リチウム
ブドウ
5-ヒドロキシトリプトファン, L-トリプトファン, SAMe, イチョウ, イプリフラボン, インドール-3-メタノール, エキナセア, エゾウコギ, カバ, キャベツ, クリシン, ジインドリルメタン, スルフォラファン, **セント・ジョンズ・ワート**, ナツメッグとニクズク, 麦角, ハワイアンベビーウッドローズ, ブドウ, メトキシル化フラボン, リチウム
アデノシン
アデノシン
アデノシン, ナイアシンとニコチンアミド(ビタミンB3), リボフラビン(ビタミンB2)
クラリーセージ, ラベンダー
アジョワン, アデノシン, アルカネット, イチョウ, カシア・アウリクラタ, カバ, **ガンマ-ヒドロキシ酪酸塩(GHB)**, **ガンマ-ブチロラクトン(GBL)**, キオン, キナ, グルタミン, グレーターセランダイン(乾燥した地上部), **グレープフルーツ**, **グレープフルーツ種子抽出物**, コンフリー, サイリウム(オオバコ), スイートクローバー, セイヨウフキ, セージ, **チャパラル**, ナイアシンとニコチンアミド(ビタミンB3), ビール, ビタミンA, **ヒバ**, フォーチ, フキタンポポ, ブタンジオール(BD), ブラックコホシュ, ブラックサイリウム, 紅麹, ボラージシードオイル, ボルド, マオウ(麻黄), モリンダ, ヨモギ, リチウム, リモネン, 緑茶, ルリヂサ(花, 乾燥した地上部), **ワイン**

青字……一緒に飲んではいけません
黒字……一緒に飲むときは慎重な経過観察が必要です。
　　　　または注意が必要です

医薬品の種類	医薬品名（一般名）	
てんかん発作の改善薬	カルバマゼピン, クロナゼパム, エトスクシミド, ガバペンチン, バルプロ酸, ゾニサミド	
	フェニトイン	
	フェノバルビタール	
	プリミドン	

医薬品との相互作用

※医薬品を服用している方はサプリメント・健康食品を使用する前に、必ず医師・薬剤師に相談してください

相互作用があるサプリメント・健康食品名
イチョウ, **ガンマ-ヒドロキシ酪酸塩(GHB)**, **ガンマ-ブチロラクトン(GBL)**, グルタミン, セージ, **ヒバ**, ブタンジオール(BD), マオウ, ヨモギ, リチウム
アジョワン, アルカネット, イチョウ, イプリフラボン, インド長コショウ(インドロングペッパー), エゾウコギ, カバ, 甘草, **ガンマ-ヒドロキシ酪酸塩(GHB)**, **ガンマ-ブチロラクトン(GBL)**, キオン, クコ属, クランベリー, グルタミン, グレーターセランダイン(乾燥した地上部), 黒コショウと白コショウ, ケーラ, **コンフリー**, シャクヤク, スイートクローバー, セイヨウフキ, セージ, **セント・ジョンズ・ワート**, **チャパラル**, チョウセンゴミシ, ツボクサ, デビルズクロー, **ビール**, ビタミンA, **ヒバ**, ピリドキシン(ビタミンB6), フォーチ, フキタンポポ, ブタンジオール(BD), ブラックコホシュ, 紅麹, ボラージシードオイル, ボルド, マオウ(麻黄), ミルクシスル, モリンダ, 葉酸, ヨモギ, リチウム, リモネン, 緑茶, ルリヂサ(花, 乾燥した地上部), **ワイン**
L-トリプトファン, YERBA MANSA, アシュワガンダ, アルカネット, イチョウ, イラクサ, エゾウコギ, エリキャンペーン, エンピツビャクシン, **カノコソウ**, **カバ**, カレンジュラ, 甘草, **ガンマ-ヒドロキシ酪酸塩(GHB)**, **ガンマ-ブチロラクトン(GBL)**, キオン, キナ, キャットニップ, グルタミン, **月桂樹**, コンフリー, ササフラス, ジャーマン・カモミール, **ジャマイカンドッグウッド**, ショウブ, セイヨウフキ, セージ, セロリ, セント・ジョンズ・ワート, デビルズクロー, ナズナ, ナツメッグとニクズク, バイカルスカルキャップ, パッションフラワー, ハナビシソウ, **ビール**, ビターアーモンド, **ヒバ**, ピリドキシン(ビタミンB6), フキタンポポ, **ブタンジオール(BD)**, ホップ, ボラージシードオイル, **マーシュティー**, マオウ(麻黄), **マザーワート**, **マリファナ**, **メラトニン**, モクレン, 葉酸, ヨモギ, ラベンダー, リチウム, リボフラビン(ビタミンB2), リモネン, 硫酸ヒドラジン, ルリヂサ(花, 乾燥した地上部), **ワイルドレタス**, **ワイン**
イチョウ, **ガンマ-ヒドロキシ酪酸塩(GHB)**, **ガンマ-ブチロラクトン(GBL)**, グルタミン, セージ, ナイアシンとニコチンアミド(ビタミンB3), **ヒバ**, ブタンジオール(BD), マオウ(麻黄), 葉酸, ヨモギ, リチウム

青字……一緒に飲んではいけません
黒字……一緒に飲むときは慎重な経過観察が必要です。
　　　　または注意が必要です

医薬品の種類	医薬品名(一般名)	
てんかん発作の改善薬	ペントバルビタール, フェノバルビタール, プリミドン, セコバルビタール	
統合失調症の治療薬	ハロペリドール	
	フルフェナジン	
	リスペリドン	
	リスペリドン オランザピン, クエチアピン ハロペリドール クロルプロマジン, フルフェナジン	
糖尿病の治療薬	アカルボース	
	インスリン	

医薬品との相互作用 **185**

※医薬品を服用している方はサプリメント・健康食品を
使用する前に、必ず医師・薬剤師に相談してください

相互作用があるサプリメント・健康食品名
ノコギリソウ, **マリファナ**, モクレン, ラベンダー
COWHAGE, イチョウ, イプリフラボン, **インディアン・スネークルート**, インドール-3-メタノール, エキナセア, エゾウコギ, **エニシダ（ハーブ）**, カバ, **ガンマ-ヒドロキシ酪酸塩（GHB）, ガンマ-ブチロラクトン（GBL）**, キャベツ, クリシン, グレープフルーツ, 紅茶, コーヒー, ジインドリルメタン, ジャーマン・カモミール, スルフォラファン, セント・ジョンズ・ワート, タンポポ, チェストベリー, ナツメッグとニクズク, フィーバーフュー, フェニルアラニン, フォーチ, ブタンジオール（BD）, ブドウ, ペパーミント（葉）, ペパーミントオイル, メトキシル化フラボン, ユーカリ油, レッドクローバー
COWHAGE, L-トリプトファン, アセロラ, **インディアン・スネークルート, ガンマ-ヒドロキシ酪酸塩（GHB）, ガンマ-ブチロラクトン（GBL）**, ガンマ-リノレン酸, 紅茶, コーヒー, チェストベリー, チェロキーローズヒップ, 月見草油, ビタミンC（アスコルビン酸）, フィーバーバーク, フェニルアラニン, **ブタンジオール（BD）**, ヨヒンベ, リチウム, ローズヒップ
COWHAGE, **インディアン・スネークルート**, チェストベリー, ハワイアンベビーウッドローズ, フェニルアラニン, **ブタンジオール（BD）**
COWHAGE, **インディアン・スネークルート, ガンマ-ヒドロキシ酪酸塩（GHB）, ガンマ-ブチロラクトン（GBL）**, チェストベリー, フェニルアラニン, **ブタンジオール（BD）**
パンクレアチン
α-リポ酸, COWHAGE, N-アセチルグルコサミン, アイビーゴード, アガリクス茸, アナトー, 亜麻の種子, アメリカジンセン, アロエ, イチジク, イチョウ, イラクサ, インゲンマメ, インドセンダン, ウーロン茶, ウスベニタチアオイ, エゾウコギ, **エチレンジアミン-4-酢酸**, オオムギ, オリーブ（葉）,

青字……一緒に飲んではいけません
黒字……一緒に飲むときは慎重な経過観察が必要です。
　　　　または注意が必要です

医薬品の種類	医薬品名(一般名)	
糖尿病の治療薬	インスリン	
	インスリン メトホルミン ナテグリニド アカルボース, ミグリトール クロルプロパミド, グリメピリド, トルブタミド ピオグリタゾン	

医薬品との相互作用

※医薬品を服用している方はサプリメント・健康食品を使用する前に、必ず医師・薬剤師に相談してください

相互作用があるサプリメント・健康食品名

オリーブオイル, カシア・アウリクラタ, カフェイン, ガラナ豆, ガラパゴスウチワサボテン, カルケージャ, カントリーマロウ, キカラスウリ, キサンタンガム, ギムネマ, キャラウェイ, グアーガム, クコ属, クズ, クミン, グルコサミン塩酸塩, グルコサミン硫酸塩, クロム, ケイパーズ, 紅茶, コーヒー, コーラの木の実, コーンシルク, ココア, コンニャクマンナン, サイリウム(オオバコ), サラシア, ジオウ(地黄), シナモン(カシア), シナモン(樹皮), ジプシーワート, ジャンボラン, ジュズダマ(ハトムギ), ジュニパー, ショウガ, ステビア, セイヨウトチノキ, セージ, ゼニゴケ, ソロモンズシール, タマネギ, ダミアナ, チャンカピエドラ, 朝鮮人参, チラトリコール, ティノスポラ・コルディフォリア, デヒドロエピアンドロステロン, デビルズクロー, ナイアシンとニコチンアミド(ビタミンB3), ニガウリ, ニコチン酸イノシトール, ニチニチソウ, ニワトコの花, バイカルスカルキャップ, バナジウム, バナバ, ビルベリー, プーアール茶(普耳茶), フェヌグリーク, フォーチ, フユアオイ(冬葵), ブラックサイリウム, ブラックマルベリー, ブルーコホシュ, ブルーベリー, 分岐鎖アミノ酸, ホウレンソウ, マイタケ, マオウ(麻黄), マテ, ミルラ, メラトニン, 薬用ガレーガ, ユーカリ(葉), リボース, 硫酸ヒドラジン, 緑茶, リンゴ酢

α-リポ酸, COWHAGE, N-アセチルグルコサミン, アイビーゴード, アガリクス茸, アナトー, 亜麻の種子, アメリカジンセン, アロエ, イチジク, イチョウ, イラクサ, インゲンマメ, インドセンダン, ウーロン茶, ウスベニタチアオイ, エゾウコギ, オオムギ, オリーブ(葉), オリーブオイル, カシア・アウリクラタ, カフェイン, ガラナ豆, ガラパゴスウチワサボテン, カルケージャ, カントリーマロウ, キカラスウリ, キサンタンガム, ギムネマ, キャラウェイ, グアーガム, クコ属, クズ, クミン, グルコサミン塩酸塩, グルコサミン硫酸塩, ケイパーズ, 紅茶, コーヒー, コーラの木の実, コーンシルク, ココア, コンニャクマンナン, サイリウム(オオバコ), サラシア, ジオウ(地黄), シナモン(カシア), シナモン(樹皮), ジプシーワート, ジャンボラン, ジュズダマ(ハトムギ), ジュニパー, ショウガ, ステビア,

青字……一緒に飲んではいけません
黒字……一緒に飲むときは慎重な経過観察が必要です。
　　　　または注意が必要です

医薬品の種類	医薬品名(一般名)	
糖尿病の治療薬	インスリン メトホルミン ナテグリニド アカルボース, ミグリトール クロルプロパミド, グリメピリド, トルブタミド ピオグリタゾン	
	トルブタミド	

医薬品との相互作用

※医薬品を服用している方はサプリメント・健康食品を使用する前に、必ず医師・薬剤師に相談してください

相互作用があるサプリメント・健康食品名
セイヨウトチノキ, セージ, ゼニゴケ, ソロモンズシール, タマネギ, ダミアナ, チャンカピエドラ, 朝鮮人参, チラトリコール, ティノスポラ・コルディフォリア, デビルズクロー, ナイアシンとニコチンアミド（ビタミンB3）, ニガウリ, ニコチン酸イノシトール, ニチニチソウ, ニワトコの花, バイカルスカルキャップ, バナジウム, バナバ, ビルベリー, プーアール茶（普耳茶）, フェヌグリーク, フォーチ, フユアオイ（冬葵）, ブラックサイリウム, ブラックマルベリー, ブルーコホシュ, ブルーベリー, 分岐鎖アミノ酸, ホウレンソウ, マイタケ, マオウ（麻黄）, マテ, ミルラ, メラトニン, 薬用ガレーガ, ユーカリ（葉）, リボース, 硫酸ヒドラジン, 緑茶
α-リポ酸, COWHAGE, N-アセチルグルコサミン, アイビーゴード, アガリクス茸, アナトー, 亜麻の種子, アメリカジンセン, アロエ, イチジク, イチョウ, イラクサ, インゲンマメ, インドセンダン, ウーロン茶, ウスベニタチアオイ, エゾウコギ, オオムギ, オリーブ（葉）, オリーブオイル, カシア・アウリクラタ, カバ, カフェイン, ガラナ豆, ガラパゴスウチワサボテン, カルケージャ, 甘草, カントリーマロウ, キカラスウリ, キサンタンガム, ギムネマ, キャラウェイ, グアーガム, クコ属, クズ, クミン, クランベリー, グルコサミン塩酸塩, グルコサミン硫酸塩, ケイパーズ, 紅茶, コーヒー, コーラの木の実, コーンシルク, ココア, コンニャクマンナン, サイリウム（オオバコ）, サラシア, シナモン（カシア）, シナモン（樹皮）, ジャンボラン, ジュズダマ（ハトムギ）, ジュニパー, ショウガ, ステビア, セイヨウトチノキ, セージ, ゼニゴケ, セント・ジョンズ・ワート, ソロモンズシール, タマネギ, ダミアナ, チャンカピエドラ, チョウセンゴミシ, 朝鮮人参, チラトリコール, ティノスポラ・コルディフォリア, デビルズクロー, ナイアシンとニコチンアミド（ビタミンB3）, ニガウリ, ニコチン酸イノシトール, ニチニチソウ, ニワトコの花, バイカルスカルキャップ, バナジウム, バナバ, ビール, ビルベリー, プーアール茶（普耳茶）, フェヌグリーク, フォーチ, フユアオイ（冬葵）, ブラックサイリウム, ブラックマルベリー, ブルーコホシュ, ブルーベリー, 分岐鎖アミノ酸,

青字……一緒に飲んではいけません
黒字……一緒に飲むときは慎重な経過観察が必要です。
　　　　または注意が必要です

医薬品の種類	医薬品名(一般名)	
糖尿病の治療薬	トルブタミド	
	メトホルミン	
トリコモナス症を改善する薬	トブラマイシン, アミカシン, カナマイシン, ゲンタマイシン メトロニダゾール	
	メトロニダゾール	
乳がんの治療薬	タモキシフェン	
乗り物酔いの防止薬	スコポラミン	
パーキンソン病の治療薬	カルビドパ	
	ブロモクリプチン, カルビドパ, レボドパ, ペルゴリド, プラミペキソール	
	レボドパ	
排尿障害を改善する薬	ベタネコール, ネオスチグミン, ピリドスチグミン	
鼻炎や眼の充血を改善する薬	フェニレフリン	

無断転載・引用を禁ず
©Dobunshoin ©Therapeutic Research Faculty (2008)

医薬品との相互作用

※医薬品を服用している方はサプリメント・健康食品を使用する前に、必ず医師・薬剤師に相談してください

相互作用があるサプリメント・健康食品名
ホウレンソウ, マイタケ, マオウ(麻黄), マテ, ミルクシスル, ミルラ, メラトニン, 薬用ガレーガ, ユーカリ(葉), リボース, 硫酸ヒドラジン, 緑茶, ワイン
ガラパゴスウチワサボテン, キラヤ, グアーガム, ビール, 風鈴ダイコンソウ, **ワイン**
マグネシウム
ビール, **ワイン**
アニス, イプリフラボン, エゾウコギ, カバ, 甘草, クコ属, クズ, グッグル, クランベリー, ジャーマン・カモミール, セント・ジョンズ・ワート, 大豆, チョウセンゴミシ, デヒドロエピアンドロステロン, フェンネル(実, 種子), ミルクシスル, レッドクローバー
α-グリセリルフォリルコリン, イボガ, エンジェルズ・トランペット, カラバルマメ, **グレープフルーツ**, チョウセンアサガオ, デアノル, トウゲシバ, ヒューペルジンA, ヒヨス, ビンロウジュ, ベラドンナ, ホスファチジルコリン, ホスファチジルセリン, マンドラゴラ, ヨウシュハシリドコロ
5-ヒドロキシトリプトファン, オクタコサノール, ピリドキシン(ビタミンB6)
チェストベリー, ブラックホアハウンド
COWHAGE, SAMe, **インディアン・スネークルート**, オクタコサノール, カバ, チェストベリー, チロシン, 鉄, ピリドキシン(ビタミンB6), **フェニルアラニン**, ブラックホアハウンド, 分岐鎖アミノ酸, **ホエイプロテイン**
イボガ, デアノル, トウゲシバ, ヒューペルジンA, ビンロウジュ, ホスファチジルコリン, ホスファチジルセリン
ナギイカダ

青字……一緒に飲んではいけません
黒字……一緒に飲むときは慎重な経過観察が必要です。
　　　　または注意が必要です

医薬品の種類	医薬品名(一般名)
非ステロイド性の消炎薬	ジクロフェナク, フルルビプロフェン, イブプロフェン, インドメタシン, ケトプロフェン, メフェナム酸, ナブメトン, ナプロキセン, オキサプロジン, ピロキシカム, スリンダク
ビタミン補給	ニコチン酸アミド
避妊薬	ベクロメタゾン, ベタメサゾン, ブデソニド, コルチゾン, デキサメタゾン, フルドロコルチゾン, フルオシノニド, フルチカゾン, ヒドロコルチゾン, メチルプレドニゾロン, プレドニゾロン, トリアムシノロン
頻脈性不整脈・糖尿病性神経障害を改善する薬	メキシレチン
不安・緊張・睡眠障害を改善する薬	アルプラゾラム
不安・睡眠障害を改善する薬	アルプラゾラム, ロラゼパム, クロナゼパム, クロラゼプ酸, クロルジアゼポキシド, ジアゼパム, エスタゾラム, フルラゼパム, ミダゾラム, オキサゼパム, クアゼパム, トリアゾラム
不整脈の治療薬	アミオダロン

無断転載・引用を禁ず
©Dobunshoin ©Therapeutic Research Faculty (2008)

医薬品との相互作用

※医薬品を服用している方はサプリメント・健康食品を使用する前に、必ず医師・薬剤師に相談してください

相互作用があるサプリメント・健康食品名
クレアチン, クロム, ゴシポール, ビール, ボラージシードオイル, ワイン
セレン, ビタミンE, ベータカロテン, 紅麹
アニス, アルファルファ, ウーロン茶, ガーリック, カフェイン, ガラナ豆, 魚油, グアーガム, クズ, グッグル, 紅茶, コーヒー, コーラの木の実, ココア, ジャーマン・カモミール, **セント・ジョンズ・ワート**, ソーパルメット(ノコギリヤシ), チェストベリー, プーアール茶(普耳茶), フェンネル(実, 種子), マテ, メラトニン, 緑茶, レッドクローバー
イチョウ, イプリフラボン, インドール-3-メタノール, ウーロン茶, エキナセア, エゾウコギ, カバ, カフェイン, ガラナ豆, キャベツ, クリシン, 紅茶, コーヒー, コーラの木の実, ココア, ジインドリルメタン, スルフォラファン, セント・ジョンズ・ワート, ナツメッグとニクズク, **ヒバ**, プーアール茶(普耳茶), ブドウ, マテ, メトキシル化フラボン, 緑茶
イチョウ, **カノコソウ**, **カバ**, ジャーマン・カモミール, **セント・ジョンズ・ワート**
L-トリプトファン, アシュワガンダ, **カノコソウ**, **グレープフルーツ**, **グレープフルーツ種子抽出物**, ジャーマン・カモミール, バイカルスカルキャップ, ハナビシソウ, ビール, **ブタンジオール(BD)**, メラトニン, モクレン, **ワイン**
アジョワン, カバ, **カントリーマロウ**, グレーターセランダイン(乾燥した地上部), ケーラ, **コンフリー**, スイートクローバー, ダイダイ, **チャパラル**, ツボクサ, 麦角, **ビール**, **ヒ素**, ビタミンA, ピリドキシン(ビタミンB6), フォーチ, ブラックコホシュ,

青字……一緒に飲んではいけません
黒字……一緒に飲むときは慎重な経過観察が必要です。
　　　　または注意が必要です

医薬品の種類	医薬品名（一般名）	
不整脈の治療薬	アミオダロン	
	キニジン	
	ソタロール	
閉経後乳がんの治療薬	アナストロゾール	
	アナストロゾール, エキセメスタン, レトロゾール	
	エキセメスタン	
偏頭痛・起立性低血圧を改善する薬	エルゴタミン	
偏頭痛を改善する薬	エレトリプタン, リザトリプタン, スマトリプタン, ゾルミトリプタン	
便秘を改善する薬	センナ, ビサコジル	
勃起不全を改善する薬	シルデナフィル	
麻薬性鎮痛薬	アセトアミノフェン, オキシコドン, アスピリン, フェンタニル, モルヒネ, オキシコンチン	

医薬品との相互作用　195

※医薬品を服用している方はサプリメント・健康食品を使用する前に、必ず医師・薬剤師に相談してください

相互作用があるサプリメント・健康食品名
紅麹, ボルド, **マオウ（麻黄）**, モリンダ, ヨウ素・ヨード, リモネン, 緑茶, **ワイン**
アラセイトウ, **エニシダ（ハーブ）**, **オレアンダー**, 海葱, カオリン, カキネガラシ, カバ, **カントリーマロウ**, **キナ**, **グレープフルーツ**, **グレープフルーツ種子抽出物**, 黒コショウと白コショウ, ゲウム, **ストロファンツス**, **セント・ジョンズ・ワート**, ダイダイ, **ヒ素**, ヒドラスチス, **マオウ（麻黄）**, **ヨウシュハシリドコロ**
カルシウム, **カントリーマロウ**, ダイダイ, ドロマイト, **ヒ素**, **マオウ（麻黄）**
クリシン, デヒドロエピアンドロステロン
クリシン
クリシン, デヒドロエピアンドロステロン
カントリーマロウ, ココア, 麦角
セント・ジョンズ・ワート
MEXICANSCAMMONYROOT, アラセイトウ, アロエ, **オレアンダー**, 海葱, カキネガラシ, カスカラ, カロトロピス, ガンボジ, クリスマスローズ, ゲウム, ゴシポール, ジギタリス, ストロファンツス, スワンプミルクウィード, セイヨウイソノキ, ダイオウ, ドイツスズラン, バターナット, フォーチ, ムラサキマサキ, **ヤラッパ**, ルバーブ
L-アルギニン, 黄蓮（オウレン）, オレゴングレープ, キハダ, **グレープフルーツ**, **サンザシ**, バーベリー, ベルベリン
ビール, メドウスイート

青字……一緒に飲んではいけません
黒字……一緒に飲むときは慎重な経過観察が必要です。
　　　　または注意が必要です

医薬品の種類	医薬品名（一般名）	
マラリアの治療薬	キニーネ	
	ピリメタミン	
免疫抑制薬	アザチオプリン, バシリキシマブ, シクロスポリン, ムロモナブ-CD3, プレドニゾロン, タクロリムス	
	シクロスポリン	
	ミコフェノール酸モフェチル	

医薬品との相互作用

※医薬品を服用している方はサプリメント・健康食品を使用する前に、必ず医師・薬剤師に相談してください

相互作用があるサプリメント・健康食品名
アラセイトウ, **キナ**, クリスマスローズ, **ジギタリス**, **ストロファンツス**, **スワンプミルクウィード**, ダイオウ, **ドイツスズラン**, ムラサキキマサキ
葉酸
THUNDERGODVINE, アシュワガンダ, アルファルファ, アンドログラフィス, イチョウ, イプリフラボン, インドセンダン, エキナセア, エルダーベリー, カラマツアラビノガラクタン, キャッツクロー, 胸腺抽出物, クロレラ, ケフィア, ジアオグラン, 朝鮮人参, ティノスポラ・コルディフォリア, 冬虫夏草, 乳酸菌, ビーベノム, ピクノジェノール, ピクロリザ, ブプレウルム, ベータグルカン, メラトニン, **ヨーグルト**, ヨーロッパヤドリギ, 藍藻, レンゲ
THUNDER GOD VINE, アシュワガンダ, アルファルファ, アンドログラフィス, イチョウ, イプリフラボン, インドセンダン, エキナセア, エルダーベリー, 黄蓮(オウレン), オレゴングレープ, ガーリック, カバ, カラマツアラビノガラクタン, キハダ, キャッツクロー, クレアチン, **グレープフルーツ**, **グレープフルーツ種子抽出物**, 黒コショウと白コショウ, クロレラ, ケフィア, ジアオグラン, **セント・ジョンズ・ワート**, チョウセンゴミシ, 朝鮮人参, **ツリーターメリック**, ティノスポラ・コルディフォリア, 冬虫夏草, 乳酸菌, **バーベリー**, ビーベノム, ピクノジェノール, ピクロリザ, ビタミンE, ヒドラスチス, ブプレウルム, ベータグルカン, 紅麹, ペパーミントオイル, **ベルベリン**, メラトニン, **ヨーグルト**, ヨーロッパヤドリギ, 藍藻, レンゲ
アシュワガンダ, アルファルファ, インドセンダン, エキナセア, エルダーベリー, キャッツクロー, クロレラ, ケフィア, ティノスポラ・コルディフォリア, 冬虫夏草, ビーベノム, ブプレウルム, 藍藻

青字……一緒に飲んではいけません
黒字……一緒に飲むときは慎重な経過観察が必要です。
　　　　または注意が必要です

医薬品の種類	医薬品名(一般名)	
リウマチの治療薬	メトトレキサート	
	ペニシラミン	

医薬品との相互作用

※医薬品を服用している方はサプリメント・健康食品を使用する前に、必ず医師・薬剤師に相談してください

相互作用があるサプリメント・健康食品名
α-リポ酸, CoQ-10, N-アセチルグルコサミン, アジョワン, クズ, グルコサミン塩酸塩, グルコサミン硫酸塩, グルタミン, グレーターセランダイン（乾燥した地上部）, ケーラ, **コンフリー**, スイートクローバー, **チャパラル**, ツボクサ, **ビール**, ビタミンA, ビタミンC（アスコルビン酸）, ビタミンE, フォーチ, ブラックコホシュ, 紅麹, ボルド, モリンダ, 葉酸, 緑茶, **ワイン**
亜鉛, 銀コロイド, 鉄, 銅

青字……一緒に飲んではいけません
黒字……一緒に飲むときは慎重な経過観察が必要です。
　　　　または注意が必要です

付録

医薬品名（一般名）と商品名対応表

一般名	日本における商品名
L-アルギニン	アミカリック(200mL)／アミカリック(500mL) ほか17社
アカルボース	グルコバイ錠50mg／グルコバイ錠100mg
アザチオプリン	イムラン錠 ほか1社
亜酸化窒素	アネスタ ほか8社
アジスロマイシン	ジスロマック錠250mg
アスピリン	アスピリン「ホエイ」 ほか17社
アセトアミノフェン	アンヒバ50／アンヒバ／アンヒバ200 ほか29社
アデノシン	アデノスキャン注60mg
アテノロール	テノーミン錠50／テノーミン錠25 ほか19社
アトルバスタチン	リピトール錠5mg／リピトール錠10mg
アトロピン	アトロピン注0.05%シリンジ「テルモ」(1mL) ほか8社
アナストロゾール	アリミデックス錠
アミオダロン	アンカロン錠100
アミカシン	アミカマイシン注射液100mg／アミカマイシン注射液200mg ほか7社
アミトリプチリン	トリプタノール錠10／トリプタノール錠25 ほか2社
アミノサリチル酸(5-アミノサリチル酸)	ニッパスカルシウム顆粒／ニッパスカルシウム錠(0.25g)
アミノサリチル酸(パラアミノサリチル酸カルシウム)	サラゾピリン錠 ほか5社
アミノフィリン	アプニション注15mg ほか12社
アムホテリシンB	ファンギゾン ほか1社
アムロジピン	ノルバスク錠2.5mg／ノルバスク錠5mg ほか1社

一般名	日本における商品名
アモキサピン	アモキサンカプセル10mg／アモキサンカプセル25mg／アモキサンカプセル50mg／アモキサン細粒10%
アモキシシリン	サワシリンカプセル（125mg）　ほか10社
アルテプラーゼ	アクチバシン注600万　ほか1社
アルプラゾラム	ソラナックス0.4mg錠／ソラナックス0.8mg錠　ほか5社
アルミニウム	アルミゲル細粒99%　ほか10社
アレンドロン酸	オンクラスト注射液5mg／オンクラスト注射液10mg　ほか1社
アロプリノール	ザイロリック錠50／ザイロリック錠100　ほか25社
アンピシリン	アミペニックスカプセル【経過措置】　ほか2社
アンフェタミン	パーヒューザミン注
アンプレナビル	レクシヴァ錠700　ほか1社
イソソルビド（二硝酸）	ニトロールRカプセル20mg　ほか15社
イソニアジド	イスコチン注　ほか1社
イソフルラン	イソフルラン「AW」　ほか2社
イソプロテレノール	イソメニール　ほか3社
イトラコナゾール	イコナゾンカプセル50　ほか8社
イブプロフェン	イブプロフェン錠　ほか12社
イベルメクチン	ストロメクトール錠3mg
イホスファミド	注射用イホマイド1g
イマチニブ	グリベック錠100mg
イミプラミン	トフラニール錠10mg／トフラニール錠25mg　ほか1社
イミペネム	インダスト点滴用／インダストキット　ほか2社

一般名	日本における商品名
イリノテカン	カンプト注(40mg)／カンプト注(100mg) ほか1社
インジナビル	クリキシバンカプセル
インスリン	ノボラピッド30ミックス注 ほか2社
インダパミド	ナシンドレン錠 ほか2社
インドメタシン	インフリーカプセル100mg／インフリーSカプセル200mg ほか22社
ウロキナーゼ	ウロナーゼ6万 ほか2社
エキセメスタン	アロマシン錠25mg
エスタゾラム	エスタゾラム錠1mg「アメル」／エスタゾラム錠2mg「アメル」 ほか1社
エストラジオール	エストラダームM ほか12社
エゼチミブ	エゼチミブ錠
エチニルエストラジオール・ノルエチステロン配合剤	オーソM-21 ほか6社
エチニルエストラジオール・レボノルゲストレル配合剤	アンジュ21／アンジュ28 ほか3社
エトスクシミド	ザロンチンシロップ5%
エトポシド	ベプシド注 ほか1社
エナラプリル	レニベース錠2.5／レニベース錠5／レニベース錠10 ほか20社
エノキサシン	フルマーク錠100mg／フルマーク錠200mg
エピネフリン	ボスミン注 ほか5社
エファビレンツ	ストックリンカプセル200
エフェドリン	「純生」エフェドリン散 ほか24社
エリスロマイシン	エリスロシン錠100mg／エリスロシン錠200mg ほか3社
エルゴタミン	カフェルゴット ほか1社

一般名	日本における商品名
エレトリプタン	レルパックス錠20mg
エンタカポン	エンタカポン錠
オキサプロジン	アルセロジン錠200　ほか6社
オキシコドン	オキシコンチン錠5mg／オキシコンチン錠10mg／オキシコンチン錠20mg／オキシコンチン錠40mg／オキノーム散0.5%
オキシコンチン	オキシコンチン錠5mg／10mg／20mg／40mg
オフロキサシン	タリビッド錠　ほか12社
オメプラゾール	オメプラール錠10／オメプラール錠20　ほか11社
オランザピン	ジプレキサ錠2.5mg／ジプレキサ錠5mg／ジプレキサ錠10mg
オンダンセトロン	ゾフラン錠2／ゾフラン錠4
ガチフロキサシン	ガチフロ錠100mg　ほか1社
カナマイシン	カナマイシンカプセル明治
ガバペンチン	ガバペンチン錠
カフェイン	「純生」カフェイン　ほか23社
カプトプリル	カプトリル錠12.5mg／カプトリル錠25mg　ほか16社
カルバマゼピン	テグレトール錠100mg／200mg／テグレトール細粒50%　ほか3社
カルビドパ	メネシット錠100／メネシット錠250　ほか4社
カルベジロール	アーチスト錠1.25mg／2.5mg／10mg／20mg　ほか5社
カルボプラチン	カルボプラチン注射液50mg「マルコ」／カルボプラチン注射液150mg「マルコ」／カルボプラチン注射液450mg「マルコ」　ほか5社
カンデサルタン	ブロプレス錠2／ブロプレス錠4／ブロプレス錠8／ブロプレス錠12

一般名	日本における商品名
キナプリル	コナン錠5mg／コナン錠10mg／コナン錠20mg　ほか1社
キニーネ	塩酸キニーネ「エビス」
キニジン	硫酸キニジン錠
クアゼパム	クアゼパム錠15mg「MNP」／クアゼパム錠20mg「MNP」　ほか6社
グアナベンズ	ワイテンス錠
クラドリビン	ロイスタチン注8mg
クラブラン酸	オーグメンチン錠125／オーグメンチン錠250／オーグメンチン小児用顆粒／クラバモックス小児用ドライシロップ
クラリスロマイシン	クラリス錠200　ほか1社
グリセオフルビン	グセルビンFP錠　ほか3社
グリメピリド	アマリール1mg錠／アマリール3mg錠
クリンダマイシン	ダラシンカプセル(75mg)／ダラシンカプセル(150mg)　ほか5社
クロキサシリン	ビクシリンSカプセル／ビクシリンS錠／ビクシリンS皮内反応用／注射用ビクシリンS／注射用ビクシリンS1000／注射用ビクシリンS500
クロトリマゾール	エルシド腟錠100mg　ほか7社
クロナゼパム	リボトリール錠0.5／リボトリール錠1／リボトリール錠2　ほか1社
クロニジン	カタプレス錠75／カタプレス錠
クロピドグレル	プラビックス
クロミプラミン	アナフラニール錠10mg／アナフラニール錠25mg
クロラゼプ酸	メンドン7.5mg
クロラムフェニコール	クロロマイセチン50／クロロマイセチン250　ほか6社

一般名	日本における商品名
クロルジアゼポキシド	5mgコントール錠／10mgコントール錠　ほか3社
クロルゾキサゾン	スラックシン錠　ほか1社
クロルタリドン	ハイグロトン錠「50mg」
クロルプロマジン	ウインタミン錠12.5mg／25mg／50mg／100mg／細粒(10%)　ほか3社
クロロチアジド	ダイクロトライド錠25mg　ほか2社
ケタミン	ケタラール筋注用500mg／ケタラール静注用200mg
結合型エストロゲン	プレマリン錠0.625mg
ケトコナゾール	ニゾラールクリーム　ほか2社
ケトプロフェン	アネオール坐剤50／アネオール坐剤75　ほか6社
ゲムシタビン	ジェムザール注射用1g／ジェムザール注射用200mg
ゲンタマイシン	リンデロン-VGローション　ほか7社
コカイン	塩酸コカイン「シオノギ」　ほか1社
コデイン	日本薬局方リン酸コデイン錠　ほか14社
コルチゾン	コートン錠25mg
コルヒチン	コルヒチン錠「シオノギ」
コレスチラミン	クエストラン
コンドロイチン	コンドロン点眼液1%／コンドロン点眼液3%　ほか3社
サキナビル	インビラーゼカプセル／フォートベイスカプセル
ジアゼパム	ホリゾン錠2mg／5mg／10mg／ホリゾン散　ほか13社
シクロスポリン	サンディミュンカプセル25mg／サンディミュンカプセル50mg　ほか4社

一般名	日本における商品名
シクロピロクス	バトラフェンクリーム1%／バトラフェン外用液1%
ジクロフェナク	ナボールSRカプセル37.5　ほか30社
シクロホスファミド	エンドキサンP錠
ジゴキシン	ジゴシン錠0.125mg／ジゴシン錠0.25mg／ジゴシン散0.1%　ほか4社
シスプラチン	ランダ注（10mg／20mL，25mg／50mL，50mg／100mL）　ほか4社
ジスルフィラム	ノックビン
ジソピラミド	ノルペース50mg／ノルペース100mg　ほか8社
シタラビン	キロサイド注20mg／キロサイド注40mg／キロサイド注60mg／キロサイド注100mg／キロサイド注200mg／キロサイドN注400mg
ジドブジン	レトロビルカプセル／コンビビル錠
ジヒドロエルゴタミン	ジヒデルゴット　ほか7社
ジヒドロキシアルミニウム	アスコンプ細粒25%／アスコンプ顆粒50%　ほか12社
ジピリダモール	ペルサンチン錠　ほか17社
シプロフロキサシン	シプロキサン錠100mg／シプロキサン錠200mg　ほか9社
シプロヘプタジン	ペリアクチン錠4mg／ペリアクチン散1%　ほか2社
シメチジン	タガメット錠200mg／400mg／タガメット細粒20%　ほか24社
ジルチアゼム	ヘルベッサー錠30／ヘルベッサー錠60　ほか16社
シルデナフィル	バイアグラ錠25mg／バイアグラ錠50mg

一般名	日本における商品名
シロスタゾール	アイタント錠50／アイタント錠100　ほか20社
シンバスタチン	リポバス錠5／リポバス錠10／リポバス錠20　ほか13社
水酸化アルミニウム	マーロックス懸濁内服用　ほか23社
水酸化マグネシウム	ミルマグ／ミルマグ錠
スコポラミン	ブスコパン　ほか19社
スパルフロキサシン	スパラ錠100mg
スピロノラクトン	アルダクトンA細粒／アルダクトンA錠／アルダクトンA錠50mg　ほか13社
スマトリプタン	イミグラン錠50
スリンダク	クリナックス錠　ほか5社
スルファサラジン	サラゾピリン錠　ほか5社
スルファジアジン	スルファジアジンパスタ5%「三恵」　ほか1社
スルファメトキサゾール	ダイフェン　ほか2社
スルフイソキサゾール	サイアジン点眼液
セコバルビタール	注用アイオナール・ナトリウム(0.2)
セフォペラゾン	セフォビッド注射用1g　ほか11社
セボフルラン	セボネス　ほか1社
セリプロロール	セレクトール錠100mg／セレクトール錠200mg　ほか4社
セルトラリン	ジェイゾロフト錠25mg／ジェイゾロフト錠50mg
セレコキシブ	セレコックス錠100mg
センナ	アジャストAコーワ錠40mg　ほか9社
ソタロール	ソタコール錠40mg／ソタコール錠80mg

一般名	日本における商品名
ゾニサミド	エクセグラン散20％／エクセグラン錠100mg　ほか1社
ゾルピデム	マイスリー錠5mg／マイスリー錠10mg
ゾルミトリプタン	ゾーミッグ錠2.5mg
ダカルバジン	ダカルバジン注用100
タクロリムス	プログラフカプセル0.5mg／プログラフカプセル1mg
タゾバクタム	ゾシン静注用2.25／ゾシン静注用4.5　ほか1社
ダナパロイド	オルガラン注
ダプソン	レクチゾール錠25mg
タムスロシン	ウロスロールカプセル0.1／ウロスロールカプセル0.2　ほか15社
タモキシフェン	ノルバデックス／ノルバデックスD　ほか6社
ダルテパリン	フラグミン静注　ほか8社
炭酸カルシウム	カルタレチン錠500　ほか14社
ダントロレン	ダントリウムカプセル25mg／ダントリウムカプセル50mg
チオペンタール	ラボナール注射用0.3g／ラボナール注射用0.5g
チオリダジン	メレリル10／メレリル25／メレリル50／メレリル100
テオフィリン	ユニフィル錠100／ユニフィル錠200／ユニフィル錠400　ほか14社
デキサメタゾン	デカドロン錠　ほか31社
デキストロメトルファン	メジコン錠15mg／メジコン散　ほか7社
テストステロン	エナルモン錠　ほか4社
テトラサイクリン	アクロマイシンVカプセル50mg／250mg　ほか3社

一般名	日本における商品名
テトラサイクリン、メトキサレン	オクソラレン錠
デメクロサイクリン	レダマイシンカプセル　ほか2社
テラゾシン	バソメット錠0.25mg／0.5mg／1mg／2mg
デラビルジン	レスクリプター錠200mg
テルビナフィン	ラミシール錠125mg　ほか8社
テルブタリン	ブリカニール錠
テルミサルタン	ミカルディス錠20mg／ミカルディス錠40mg
ドキサゾシン	カルデナリン錠0.5mg／1mg／2mg／4mg　ほか13社
ドキシサイクリン	パルドマイシン錠50　ほか3社
トコンシロップ	トコンシロップ「ツムラ」
ドネペジル	アリセプト錠3mg／アリセプト錠5mg／アリセプト細粒0.5%
トブラマイシン	トブラシン注60mg／90mg／トブラシン注小児用10mg　ほか1社
トラゾドン	デジレル錠25／デジレル錠50　ほか2社
トラマドール	トラマール注100
トランドラプリル	オドリック錠0.5mg／オドリック錠1mg　ほか4社
トリアゾラム	ハルシオン0.125mg錠／ハルシオン0.25mg錠　ほか10社
トリアムシノロン	レダコート錠4mg
トリアムテレン	トリテレン・カプセル　ほか1社
トリメトプリム	ダイフェン／ダイフェン顆粒　ほか2社
トリメトプリム／スルファメトキサゾール（ST合剤）	バクトラミン錠／バクトラミン顆粒　ほか2社

一般名	日本における商品名
トルブタミド	ジアベン錠250mg／ジアベン錠500mg　ほか4社
ナイアシン	エンシュア・リキッド
ナテグリニド	スターシス錠30mg／スターシス錠90mg　ほか1社
ナドロール	ナディック錠30mg／ナディック錠60mg　ほか1社
ナブメトン	レリフェン錠
ナプロキセン	ナイキサン錠100mg／ナイキサンカプセル300mg　ほか4社
ナロキソン	塩酸ナロキソン注射液「三共」
ニカルジピン	アポジピンLカプセル20mg／アポジピンLカプセル40mg／アポジピン錠　ほか15社
ニコチンパッチ	ニコチネルTTS30／ニコチネルTTS20／ニコチネルTTS10
ニコチン酸アミド	ストミンA錠　ほか1社
ニザチジン	アシノンカプセル75／アシノンカプセル150　ほか5社
ニソルジピン	ニソミナード錠5mg　ほか6社
ニトログリセリン	ニトロペン錠　ほか8社
ニフェジピン	アダラート／アダラート5　ほか20社
ネオスチグミン	ワゴスチグミン散(0.5%)
ネビラピン	ビラミューン錠200
ネルフィナビル	ビラセプト錠
ノルトリプチリン	ノリトレン錠10mg／ノリトレン錠25mg
ノルフロキサシン	バクシダール錠100mg／バクシダール錠200mg　ほか16社
パクリタキセル	タキソール注(5mL)／タキソール注(16.7mL)
バクロフェン	ギャバロン錠5mg／ギャバロン錠10mg　ほか1社

一般名	日本における商品名
バシリキシマブ	シムレクト注射用20mg
バルサルタン	ディオバン錠20mg／40mg／80mg／160mg
バルデナフィル	レビトラ錠5mg／レビトラ錠10mg
バルプロ酸	デパケン錠100／デパケン錠200　ほか10社
パロキセチン	パキシル錠10mg／パキシル錠20mg
ハロタン	フローセン
ハロペリドール	セレネース細粒1%　ほか11社
パンクロニウム	ミオブロック注射液
ピオグリタゾン	アクトス錠15／アクトス錠30
ビサコジル	サトラックス坐薬10mg　ほか4社
ヒドロキシジン	アタラックス-Pカプセル25mg／アタラックス-Pカプセル50mg／アタラックス-Pシロップ0.5%／アタラックス-Pドライシロップ2.5%／アタラックス-P散10%　ほか1社
ヒドロクロロチアジド	ダイクロトライド錠25mg　ほか3社
ヒドロコルチゾン	コートリル錠　ほか15社
ビノレルビン	ナベルビン注
ピペラシリン	タイペラシリン注射用1g／タイペラシリン注射用2g／タイペラシリン皮内反応用　ほか8社
ヒマシ油	「純生」ヒマシ油　ほか5社
ピリドスチグミン	メスチノン錠／メスチノン錠60mg
ピリメタミン	ファンシダール錠
ピロカルピン	「純生」塩ピロ
ピロキシカム	フェルデンサポジトリ　ほか12社
ビンクリスチン	オンコビン注射用1mg
ビンデシン	注射用フィルデシン1mg／注射用フィルデシン3mg

一般名	日本における商品名
ビンブラスチン	エクザール注射用10mg
ファモチジン	ガスター錠10mg／ガスター錠20mg　ほか22社
フェキソフェナジン	アレグラ錠60mg
フェナセチン	「純生」フェナセチン
フェニトイン	アレビアチン散10％　ほか2社
フェニレフリン	ネオシネジンコーワ5％点眼液／ネオシネジンコーワ注1mg／ネオシネジンコーワ注5mg
フェノバルビタール	10％フェノバール　ほか14社
フェロジピン	カトラジール錠2.5mg／カトラジール錠5mg　ほか2社
フェンタニル	デュロテップパッチ2.5mg／5mg／7.5mg／10mg　ほか1社
フェントラミン	レギチーン注射液10mg
ブスルファン	ブスルフェクス点滴静注用60mg　ほか1社
ブデソニド	パルミコート100μgタービュヘイラー112吸入／パルミコート200μgタービュヘイラー112吸入／パルミコート200μgタービュヘイラー56吸入／パルミコート吸入液0.25mg／パルミコート吸入液0.5mg
ブメタニド	ルネトロン錠1mg
プラジカンテル	ビルトリシド錠
プラゾシン	イセプレス錠　ほか7社
プラバスタチン	メバロチン錠5／10／メバロチン細粒0.5％／1％　ほか21社
プラミペキソール	ビ・シフロール錠0.125mg／ビ・シフロール錠0.5mg
ブリカニール	ブリカニール錠

一般名	日本における商品名
プリミドン	プリミドン錠250mg大日本／プリミドン細粒99.5％大日本
フルオシノニド	グリコベースクリーム　ほか8社
フルオロウラシル	5-FUドライシロップ5％協和／5-FU坐剤100協和【経過措置】／5-FU錠100協和／5-FU錠50協和／5-FU注250協和／5-FU軟膏5％協和　ほか2社
フルコナゾール	ジフルカンカプセル50mg／ジフルカンカプセル100mg　ほか16社
フルダラビン	フルダラ錠10mg／フルダラ静注用50mg
フルチカゾン	キリガミール点鼻液50μg28噴霧用　ほか18社
フルドロコルチゾン	フロリネフ錠0.1mg／フロリネフ錠【経過措置】
フルバスタチン	ローコール錠10mg／ローコール錠20mg／ローコール錠30mg
フルフェナジン	フルデカシン筋注25mg
フルボキサミン	デプロメール錠25／デプロメール錠50　ほか1社
フルマゼニル	アネキセート注射液0.5mg
フルラゼパム	ダルメートカプセル15　ほか2社
フルルビプロフェン	アップノン錠　ほか9社
フレカイニド	タンボコール錠50mg／タンボコール錠100mg
プレドニゾロン	プレドニン錠5mg　ほか24社
プレマリン	プレマリン錠0.625mg
プロカイン	0.5％塩酸プロカイン注射液「トーワ」　ほか11社
プロカインアミド	アミサリン錠125mg／アミサリン錠250mg
プロクロルペラジン	ノバミン錠5mg

一般名	日本における商品名
フロセミド	ラシックス錠20mg／ラシックス錠40mg／ラシックス細粒4%　ほか15社
プロピルチオウラシル	チウラジール錠／チウラジール錠50mg　ほか1社
プロプラノロール	インデラル錠10mg／インデラル錠20mg　ほか7社
プロベネシド	ベネシッド錠
プロポフォール	1%ディプリバン注　ほか5社
ブロモクリプチン	パーロデル2.5mg　ほか10社
ベクロメタゾン	アルデシンAQネーザル／アルデシンAQネーザル50μg　ほか17社
ベタネコール	ベサコリン散5%
ベタメサゾン	ベタメタゾンシロップ0.01%「サワイ」／ベタメタゾン錠0.5mg「サワイ」　ほか2社
ベナゼプリル	タツジピン錠2.5mg／タツジピン錠5mg／タツジピン錠10mg　ほか3社
ペニシラミン	メタルカプターゼ200
ペニシリン	注射用ペニシリンGカリウム100万単位　ほか2社
ヘパリン	ノボ・ヘパリン注1000　ほか15社
ペモリン	ベタナミン錠10mg／ベタナミン錠25mg／ベタナミン錠50mg
ベラパミル	ワソラン錠　ほか2社
ペリンドプリルエルブミン	コバシル錠2mg／コバシル錠4mg　ほか3社
ペルゴリド	ペルマックス錠50μg／ペルマックス錠250μg　ほか4社
ペルフェナジン	トリラホン錠2mg／4mg／8mg／トリラホン散1%　ほか2社
ペンタゾシン	ソセゴン錠25mg　ほか4社

一般名	日本における商品名
ペントスタチン	コホリン静注用7.5mg
ペントバルビタール	ネンブタール注射液　ほか1社
抱水クロラール	エスクレ坐剤「250」／エスクレ坐剤「500」　ほか1社
ボツリヌス毒素	ボトックス注
マプロチリン	クロンモリン錠10mg／クロンモリン錠25mg／クロンモリン錠50mg　ほか3社
マンデル酸ヘキサミン	ウロナミン腸溶錠
ミグリトール	セイブル錠25mg／セイブル錠50mg／セイブル錠75mg
ミコナゾール	サラシルト腟坐剤100mg　ほか1社
ミコフェノール酸モフェチル	セルセプトカプセル250
ミダゾラム	ドルミカム注　ほか1社
ミノサイクリン	ミノマイシン錠50mg／ミノマイシン錠100mg　ほか9社
ムロモナブ－ＣＤ３	オルソクローンOKT3注
メキシレチン	メキシチールカプセル50mg／メキシチールカプセル100mg　ほか10社
メタプロテレノール	アロテック錠
メチルドパ	アルドメット錠125／アルドメット錠250　ほか6社
メチルフェニデート	リタリン錠「チバ」／1％リタリン散「チバ」
メチルプレドニゾロン	メドロール錠2mg／メドロール錠4mg
メトキサレン	オクソラレン錠
メトクロプラミド	プリンペラン錠　ほか8社
メトトレキサート	リウマトレックスカプセル2mg　ほか2社

一般名	日本における商品名
メトプロロール	セロケン錠20mg／セロケン錠40mg　ほか8社
メトホルミン	グリコラン錠250mg　ほか5社
メトロニダゾール	アスゾール錠　ほか1社
メフェナム酸	ノイリトールC／ノイリトールカプセル250mg　ほか7社
メルカプトプリン	ロイケリン散
メルファラン	アルケラン錠2mg／アルケラン静注用50mg
メロキシカム	モービック錠5mg／モービック錠10mg
モキシフロキサシン	アベロックス錠400mg
モルヒネ	アンペック注10mg／アンペック注50mg　ほか6社
ヨウ化カリウム	「純生」ヨーチン　ほか21社
ラクツロース	カロリールゼリー　ほか7社
ラニチジン	ザンタック錠75／ザンタック錠150／ザンタック錠300　ほか11社
ラベタロール	アスクール錠50／アスクール錠100　ほか2社
ラベプラゾール	パリエット錠10mg／パリエット錠20mg
ランソプラゾール	タケプロンカプセル15／タケプロンカプセル30　ほか6社
リザトリプタン	マクサルト錠10mg／マクサルトRPD錠10mg
リシノプリル	ゼストリル錠5／ゼストリル錠10／ゼストリル錠20　ほか6社
リスペリドン	リスパダール錠1mg／2mg／3mg／リスパダール細粒1%
リチウム	リーマス錠100／リーマス錠200　ほか3社

一般名	日本における商品名
リトナビル	カレトラ・ソフトカプセル／カレトラ・リキッド
リファンピシン	リファジンカプセル　ほか6社
硝酸イソソルビド	L-オーネスゲン錠　ほか16社
硫酸マグネシウム	日本薬局方硫酸マグネシウム　ほか11社
リルゾール	リルテック錠50
レセルピン	アポプロン錠／アポプロン散0.1%　ほか2社
レトロゾール	フェマーラ2.5mg錠
レボチロキシン	チラーヂンS錠25／チラーヂンS錠50／チラーヂンS錠100　ほか1社
レボドパ	ドパール細粒99.5%／ドパール錠200　ほか2社
レボドパ／カルビドパ	メネシット錠100／メネシット錠250　ほか4社
レボノルゲストレル	アンジュ21／アンジュ28　ほか3社
レボフロキサシン	クラビット錠／クラビット細粒
ロサルタン	ニューロタン錠25／ニューロタン錠50
ロピニロール	レキップ
ロメフロキサシン	ロメバクトカプセル100mg　ほか2社
ロラゼパム	ワイパックス錠0.5／ワイパックス錠1.0　ほか2社
ワルファリン	ワーファリン錠0.5mg／ワーファリン錠1mg／ワーファリン錠5mg　ほか4社

索引

α-グリセリルフォリルコリン 191
α-ケトグルタル酸 53
α-リノレン酸 10, 26, 34, 38, 41, 48
α-リポ酸 46, 47, 48, 59, 151, 185, 187, 189, 199
β-カロテン 3, 6, 8, 9, 10, 26, 27, 46, 73, 117, 127, 130, 131, 173, 175, 193
β-グルカン 31, 145, 197
β-シトステロール（植物ステロール） 31, 32, 80, 175
γ-ヒドロキシ酪酸塩（GHB） 42, 145, 153, 173, 181, 183, 185
γ-ブチロラクトン（GBL） 42, 145, 153, 173, 181, 183, 185
γ-リノレン酸 42, 47, 115, 127, 153, 155, 157, 159, 185
5-ヒドロキシトリプトファン 147, 149, 171, 179, 181, 191

英

AFRICAN WILD POTATO 83
AMERICAN HELLEBORE 27
ANDROSTENETRIONE 9, 59
CoQ-10 26, 105, 112, 141, 151, 155, 161, 165, 167, 199
COWHAGE 47, 59, 64, 147, 149, 165, 171, 179, 185, 187, 189, 191
CUBEBS 53, 149, 151, 179
DHA（ドコサヘキサエン酸） 46, 76, 93, 121, 134, 151, 153, 155, 157, 159, 161, 165, 167
DMSO（ジメチルスルホキシド） 47, 59, 112
D-マンノース 47
EPA（エイコサペンタエン酸） 26, 42, 46, 76, 77, 115, 117, 121, 128, 135, 151, 153, 155, 157, 159, 161, 165, 167
GOLDEN RAGWORT 59
HARONGA 59
KHAT 27, 47, 83
L-アルギニン 60, 117, 151, 153, 161, 165, 167, 195
L-カルニチン 82, 155, 167
L-トリプトファン 53, 59, 147, 149, 171, 173, 179, 181, 183, 185, 193
MEXICAN SCAMMONY ROOT 161, 177, 195
N-6系脂肪酸 32
N-アセチルグルコサミン 48, 117, 151, 155, 159, 185, 187, 189, 199

N-アセチルシステイン 117, 151, 159
QUEEN'S DELIGHT 64
SAMe 59, 93, 94, 127, 147, 149, 171, 179, 181, 191
SAVIN TOPS 109
SUMA 118
TANSY RAGWORT 59
THUNDER GOD VINE 124, 145, 197
WATER DOCK 53, 54
YERBA MANSA 173, 183

あ～お

アーティチョーク 31
アーモンドオイル 121
アイスランドモス 64
アイビーゴード 48, 185, 187, 189
亜鉛 8, 9, 10, 16, 19, 63, 79, 80, 82, 101, 102, 103, 121, 124, 131, 134, 151, 163, 169, 171, 199
アカザ 147, 169
アカシアガム 31, 163, 171
アカニレ 108
赤根草 131
アガリクス茸 46, 48, 185, 187, 189
アシュワガンダ 64, 127, 145, 167, 173, 183, 193, 197
アジョワン 59, 135, 145, 147, 153, 155, 157, 159, 165, 167, 169, 173, 175, 177, 181, 183, 193, 199
アスコルビゲン 103
アストランティア 121, 147, 169
アスパラガス 27, 54
アスペン 47, 53, 59, 64
アセチル-L-カルニチン 155
アセロラ 53, 54, 155, 171, 185
アセンヤクノキ 151, 161, 165, 167
アデノシルコバラミン 169
アデノシン 141, 153, 179, 181
アナトー 48, 185, 187, 189
アニス 4, 7, 171, 191, 193
アボカド 31, 127, 155

亜麻仁油 127, 155, 157, 159
亜麻の種子 4, 7, 31, 32, 86, 124, 153, 155, 157, 159, 185, 187, 189
アマランサス 31
アミノ酸 52, 55
アメリカサンショウ 64, 67, 149, 151, 179
アメリカジンセン 4, 7, 16, 19, 46, 47, 100, 147, 149, 155, 171, 185, 187, 189
アメリカンエルダー 145, 173, 175
アラセイトウ 27, 161, 177, 195, 197
アルカネット 59, 181, 183
アルギニン 26, 27, 82, 141
アルコール 19, 55, 56, 57, 58, 62, 66, 72, 106, 153
アルニカ 64
アルパインクランベリー 59
アルピニア 149, 151, 179
アルファルファ 4, 7, 31, 47, 127, 145, 147, 155, 169, 171, 193, 197
アレトリス 4, 7, 149, 151, 179
アロエ 28, 47, 53, 70, 121, 161, 177, 185, 187, 189, 195
アンドログラフィス（センシンレン） 19, 108, 127, 145, 151, 153, 155, 157, 159, 161, 165, 167, 197
アンドロステンジオール 4, 7, 9, 80, 171, 179
アンドロステンジオン 4, 7, 9, 59
アンブレット 159
イエロードック 53, 54, 64, 161, 177
イカリソウ 151, 153, 155, 157, 159, 161, 165, 167
イグナチウス豆 59
イソフラボン 2, 3, 8, 85, 88
イチジク 185, 187, 189
イチョウ 34, 47, 73, 74, 76, 89, 93, 131, 135, 140, 147, 149, 151, 153, 155, 157, 159, 163, 165, 171, 173, 179, 181, 183, 185, 187, 189, 193, 197
イヌリン 30, 31, 38, 70
イノシトール 27, 31, 47, 73, 93, 94, 97
イプリフラボン 145, 147, 149, 155, 157, 163, 165, 179, 181, 183, 185, 191, 193, 197

イボガ 147, 149, 171, 191
イラクサ 47, 53, 151, 155, 161, 165, 167, 173, 183, 185, 187, 189
イングリッシュウォールナッツ 26, 31, 38
インゲンマメ 48, 185, 187, 189
茵陳 60
インディアン・スネークルート 64, 93, 147, 149, 161, 163, 171, 177, 179, 185, 191
インドール-3-メタノール 149, 163, 179, 181, 185, 193
インドセンダン 47, 145, 185, 187, 189, 197
インド長コショウ(インドロングペッパー) 179, 183
ウィローバーク 47, 53, 59, 64, 117, 127, 153, 155, 157, 159
ウィンターグリーン 155, 159
ウーロン茶 6, 27, 97, 124, 131, 147, 149, 153, 155, 157, 159, 163, 169, 171, 177, 179, 185, 187, 189, 193
ウコン 58, 153, 155, 157, 159
ウスベニタチアオイ 48, 185, 187, 189
ウッドソレル 54, 64
ウバウルシ 53, 64
梅 153, 155, 157, 159
梅干 63
エキナセア 16, 18, 19, 103, 128, 145, 149, 151, 163, 171, 173, 179, 181, 185, 193, 197
エゾウコギ 4, 7, 27, 42, 47, 145, 147, 149, 153, 155, 157, 159, 163, 165, 173, 175, 177, 179, 181, 183, 185, 187, 189, 191, 193
エチレンジアミン-4-酢酸 28, 48, 54, 60, 155, 161, 185
エニシダ(ハーブ) 27, 42, 147, 149, 171, 185, 195
エニシダ(花) 42, 59, 147, 149, 171
エリキャンペーン 42, 47, 173, 183
エルダーベリー 16, 145, 197
塩酸ベタイン 64
エンジェルズ・トランペット 191
エンピツビャクシン 183
欧州アザミ 149, 151, 179
オウシュウサイシン 64
黄蓮(オウレン) 173, 195, 197
オーク(樹皮) 16, 19, 27, 53, 59, 64, 121

オークモス 53
オーツ 12, 31, 42, 46
オート麦フスマ 12, 25, 31, 46, 70
オオバコ →サイリウム
オオムギ 12, 31, 185, 187, 189
オールスパイス 153, 155, 157, 159
オオルリソウ 59
オキアミ油 153
オクタコサノール 31, 191
オリーブ（葉） 41, 151, 161, 165, 167, 185, 187, 189
オリーブオイル 3, 12, 26, 31, 41, 70, 187, 189
オレアンダー 28, 161, 163, 167, 169, 171, 177, 195
オレイン酸とパルチミン酸（セチル化脂肪酸） 127
オレゴングレープ 121, 173, 195, 197
オレンジ 31, 41, 77

か〜こ

ガーリック 3, 9, 12, 31, 34, 42, 46, 64, 145, 153, 155, 157, 159, 171, 173, 175, 179, 193, 197
海葱 161, 177, 195
ガウクルア 4, 7
カオリン 163, 171, 177, 195
柿 151, 161, 165, 167
カキドオシ 53, 60
カキネガラシ 27, 161, 163, 167, 169, 171, 177, 195
カシア・アウリクラタ 181, 187, 189
ガジュツ 90
カスカラ 64, 70, 161, 177, 195
カゼイン・ペプチド 151, 161, 165, 167
カッシア 64, 67, 149, 151, 161, 177, 179
カノコソウ（バレリアン） 100, 145, 173, 183, 193
カバ 60, 93, 145, 147, 149, 151, 153, 155, 157, 159, 163, 165, 167, 173, 175, 177, 179, 181, 183, 185, 189, 191, 193, 195, 197
カバノキ 42, 161
カフェイン 12, 27, 42, 46, 47, 77, 94, 97, 100, 111, 117, 124, 131, 140, 147, 149, 153, 155, 157, 159, 163, 169, 171, 177, 179, 187, 189, 193

カボチャ種子(パンプキンシード) 80
カユプテオイル 117
カラギーナン 151, 153, 155, 157, 159, 161, 165, 167
カラスビシャク 77
ガラナ豆 27, 42, 97, 100, 124, 131, 147, 149, 153, 155, 157, 159, 163, 169, 171, 177, 179, 187, 189, 193
ガラパゴスウチワサボテン 46, 187, 189, 191
カラバルマメ 27, 47, 117, 147, 149, 171, 191
カラマツアラビノガラクタン 128, 145, 197
カリウム 41, 42, 50, 52, 67, 77, 161, 163, 165, 167
カルケージャ 187, 189
カルシウム 12, 31, 33, 38, 42, 54, 77, 89, 103, 106, 122, 123, 124, 151, 153, 161, 163, 167, 169, 171, 177, 195
ガルシニア 38
カルニチン 25, 26, 47, 73, 77
カレンジュラ 173, 183
カロトロピス 161, 177, 195
甘草 4, 7, 27, 42, 83, 145, 151, 155, 157, 161, 165, 167, 171, 173, 175, 177, 183, 189, 191
寒天 32, 69, 70
カントリーマロウ 27, 42, 47, 54, 77, 80, 97, 131, 147, 149, 171, 177, 179, 187, 189, 193, 195
ガンボジ 27, 64, 161, 177, 195
ガンマオリザノール 31
ガンマ-ヒドロキシ酪酸塩 →γ-ヒドロキシ酪酸塩
ガンマ-ブチロラクトン →γ-ブチロラクトン
ガンマ-リノレン酸 →γ-リノレン酸
キオン 60, 181, 183
キカラスウリ 47, 187, 189
キサンタンガム 46, 70, 187, 189
キシリトール 66, 105, 106
キトサン 38, 105, 155
キナ 64, 149, 151, 153, 155, 157, 159, 179, 181, 183, 195, 197
キハダ 173, 195, 197
ギムネマ 187, 189
キャッツクロー 127, 145, 151, 161, 165, 167, 173, 175, 197

キャットニップ 90, 173, 183
キャベツ 19, 149, 151, 155, 159, 163, 171, 177, 179, 181, 185, 193
キャラウェイ 187, 189
胸腺抽出物 145, 197
共役リノール酸 12, 38, 48
魚油 6, 25, 27, 30, 31, 32, 34, 38, 42, 46, 59, 60, 63, 93, 94, 105, 112, 117, 124, 127, 134, 135, 151, 153, 155, 157, 159, 161, 165, 167, 193
キラヤ 53, 191
銀コロイド 163, 169, 171, 199
ギンヨウボダイジュ 27
グアーガム 31, 38, 46, 47, 67, 70, 171, 177, 187, 189, 191, 193
クコ属 147, 151, 155, 157, 161, 165, 167, 183, 187, 189, 191
クズ 2, 4, 7, 27, 48, 153, 155, 157, 159, 171, 187, 189, 191, 193, 199
グッグル 4, 7, 32, 145, 151, 153, 155, 157, 159, 163, 167, 171, 173, 175, 191, 193
クミン 187, 189
クラリーセージ 173, 181
クランベリー 46, 54, 147, 155, 157, 165, 183, 189, 191
クリシン 149, 151, 159, 163, 171, 177, 179, 181, 185, 193, 195
グリシン 77
クリスマスローズ 27, 161, 163, 167, 169, 171, 177, 195, 197
グルカル酸カルシウム 151, 159, 163, 169, 171, 177
グルコサミン 127
グルコサミン塩酸塩 48, 117, 151, 155, 159, 167, 187, 189, 199
グルコサミン硫酸塩 48, 117, 151, 155, 159, 167, 187, 189, 199
グルタチオン 117
グルタミン 60, 151, 175, 181, 183, 199
クレアチン 28, 47, 53, 77, 127, 157, 193, 197
グレーターセランダイン(乾燥した地上部) 60, 159, 165, 167, 175, 177, 181, 183, 193, 199
グレープフルーツ 4, 87, 145, 147, 151, 153, 155, 157, 163, 165, 167, 171, 173, 175, 177, 179, 181, 185, 191, 193, 195, 197
グレープフルーツ種子抽出物 145, 151, 153, 155, 163, 165, 167, 171, 173, 175, 181, 193, 195, 197

クレソン 54, 64, 153, 155

クローブオイル 106, 153, 155, 157, 159

黒コショウと白コショウ 145, 149, 151, 153, 163, 167, 173, 175, 179, 183, 195, 197

クロム 46, 53, 60, 93, 97, 157, 159, 187, 193

クロレラ 128, 145, 155, 197

クロロフィル 147, 169

ケイパーズ 187, 189

ゲウム 161, 177, 195

ケーラ 60, 147, 159, 165, 167, 169, 175, 177, 183, 193, 199

月桂樹 173

ゲニスチン配糖体 4, 7

ケノポジ油 147, 169

ケフィア 31, 145, 197

ケルセチン 80, 163, 169, 171

ゲルセミウム 27

ゲルマニウム 161

紅茶 3, 4, 6, 7, 13, 26, 27, 34, 42, 53, 138, 140, 147, 149, 153, 155, 157, 159, 163, 169, 171, 177, 179, 185, 187, 189, 193

紅茶キノコ 159

コーヒー 3, 12, 32, 42, 46, 48, 97, 100, 124, 131, 137, 140, 147, 149, 153, 155, 157, 159, 163, 169, 171, 177, 179, 185, 187, 189, 193

コーラの木の実 27, 42, 97, 100, 124, 131, 147, 149, 153, 159, 163, 169, 171, 177, 179, 187, 189, 193

コーンシルク 42, 47, 151, 155, 161, 165, 167, 177, 187, 189

コカ 28, 42, 117, 153, 163

ココア 42, 48, 63, 67, 94, 97, 112, 147, 149, 153, 159, 163, 169, 171, 177, 179, 187, 189, 193, 195

ココナッツオイル 32, 38

ゴシポール(綿実油) 83, 157, 159, 161, 177, 179, 193, 195

コノテガシワ 53

ゴボウ 153, 155, 157, 159

米ぬか 13, 31, 53, 64, 67, 70, 115, 121, 138

コリン 13, 73, 117

コルクの木 16, 19, 27, 64, 70, 131

コロシント 161, 177

コロストロム 67
コロンボ根 149, 151, 179
コンドロイチン(硫酸) 9, 28, 117, 126, 127, 155
コンニャクマンナン 46, 187, 189
コンブ 53, 161, 163, 167, 177
コンフリー 60, 159, 165, 167, 175, 177, 181, 183, 193, 199

さ〜そ

サーチ 153, 155, 157, 159
サイリウム(オオバコ) 31, 42, 46, 67, 69, 70, 155, 171, 177, 179, 181, 187, 189
ザクロ 25, 145, 147, 151, 153, 161, 163, 165, 167, 181
ササフラス 173, 183
サッカロミセス・ブラディー(酵母) 67, 169, 175, 177
サニクル 64, 67
サフラン 93, 94
サメ軟骨 3, 9, 12
サラシア 187, 189
サルサパリラ 53, 118, 177
サングレデグラード 67
サンザシ 28, 151, 153, 163, 167, 177, 195
ジアオグラン(アマチャヅル) 31, 145, 153, 155, 157, 159, 197
ジアシルグリセロール 38, 103
シイタケ 9
ジインドリルメタン 149, 163, 179, 181, 185, 193
ジオウ(地黄) 48, 187
鹿の角 4
ジギタリス 28, 53, 161, 163, 167, 169, 171, 177, 195, 197
システイン 16, 25, 26, 73
シトスタノール(植物ステロール) 31
シナノキ(乾燥花) 28
シナモン(カシア) 48, 187, 189
シナモン(樹皮) 48, 187, 189
ジプシーワート 48, 167, 187
シモツケソウ 60
ジャーマン・カモミール 4, 7, 145, 147, 153, 155, 163, 171, 173, 175, 179, 183, 185, 191, 193

ジャーマン・サルサパリラ 118
ジャイアントフェンネル 42, 151, 153, 155, 157, 159, 161, 165, 167
ジャガイモ 47
シャクヤク 153, 155, 157, 159, 183
ジャマイカンドッグウッド 173, 183
ジャワ・ターメリック 60
ジャンボラン 46, 187, 189
ジュズダマ(ハトムギ) 187, 189
ジュニパー 28, 42, 47, 53, 121, 161, 187, 189
ショウガ 28, 47, 140, 141, 151, 153, 155, 157, 159, 163, 167, 187, 189
樟脳 108, 121
ショウブ 147, 149, 151, 171, 173, 179, 183
食物繊維 11, 30, 69, 103, 137
除虫菊 118
シリコン 54
スイートオレンジ 145, 163, 169, 171, 175, 181
スイートクローバー 60, 153, 155, 157, 159, 165, 167, 175, 177, 181, 183, 193, 199
スイバ 53, 64
ステビア 42, 53, 151, 153, 161, 163, 165, 167, 187, 189
ストーンルート 161
ストロファンツス 28, 161, 177, 195, 197
ストロンチウム 53, 163, 169, 171, 179
ズルカマラ 64, 67
スルフォラファン 149, 163, 179, 181, 185, 193
スワロールート 153, 155, 157, 159
スワンプミルクウィード 28, 161, 163, 167, 169, 171, 177, 195, 197
セイタカアワダチソウ 28, 42, 54, 161
セイヨウイソノキ 67, 70, 161, 177, 195
セイヨウゴマノハグサ 27, 47, 161
セイヨウトチノキ 48, 153, 155, 157, 159, 187, 189
セイヨウフキ(バターバー) 60, 112, 115, 181, 183
セージ 47, 73, 173, 181, 183, 187, 189

セシウム 161, 177

ゼニゴケ 187, 189

セネガ 16, 19, 64

セレウス 28, 147, 149, 171, 177

セレン 8, 9, 10, 26, 46, 80, 127, 175, 193

セロリ 147, 167, 169, 173, 183

セント・ジョンズ・ワート 47, 59, 74, 92, 93, 94, 96, 145, 147, 149, 151, 155, 157, 163, 165, 167, 169, 171, 173, 175, 177, 179, 181, 183, 185, 189, 191, 193, 195, 197

センナ 67, 161, 177

ソーパルメット（ノコギリヤシ） 60, 79, 155, 157, 159, 171, 193

ソープワート 64

ソロモンズシール 47, 187, 189

た〜と

ターミナリア（トロピカルアーモンド） 26

ダイオウ 28, 161, 163, 167, 169, 171, 177, 195, 197

大豆 3, 4, 7, 26, 31, 46, 47, 52, 53, 54, 85, 86, 88, 124, 147, 149, 155, 163, 171, 191

大豆油 31

大豆イソフラボン 3, 85

ダイダイ 27, 28, 42, 77, 112, 145, 147, 149, 167, 171, 173, 175, 179, 193, 195

タイム 155, 157, 159

タウリン 26, 59, 94

タマネギ 48, 155, 157, 159, 187, 189

タマリンド 157, 159

ダミアナ 47, 187, 189

タラ肝油 30, 31, 42, 47, 127, 151, 155, 157, 159, 161, 165, 167

タンジン 155, 157, 159, 177

タンニン酸 16, 19, 28, 53, 60, 121

タンポポ 147, 151, 153, 159, 161, 163, 169, 171, 177, 179, 185

チアミン（ビタミンB1） 131

チーア 9

チェストベリー 4, 7, 89, 171, 175, 185, 191, 193

チェロキーローズヒップ 47, 138, 155, 159, 171, 179, 185

チャイニーズプリックリーアシュ 155, 157, 159

チャパラル 60, 159, 165, 167, 175, 177, 181, 183, 193, 199
チャンカピエドラ(砕石茶) 47, 59, 187, 189
中鎖脂肪酸 38, 47, 60
丁子(乾燥つぼみ, 葉, 茎) 155, 157, 159
チョウセンアサガオ 16, 19, 27, 64, 70, 131, 147, 149, 171, 191
チョウセンゴミシ 64, 151, 155, 157, 165, 173, 183, 189, 191, 197
朝鮮人参 4, 7, 16, 19, 28, 42, 46, 47, 82, 86, 97, 100, 145, 147, 149, 155, 157, 159, 161, 171, 181, 187, 189, 197
チョコレート 111
チラータ 64
チラトリコール 28, 42, 48, 60, 155, 157, 159, 167, 187, 189
チロシン 93, 128, 167, 191
月見草油 86, 89, 115, 155, 157, 159, 185
ツクシ 28, 48, 53
ツボクサ 60, 159, 165, 167, 173, 175, 177, 183, 193, 199
ツリーターメリック 145, 173, 197
ツルニチニチソウ 42, 70, 151, 161, 165, 167
テアニン 151, 161, 165, 167
デアノル 93, 145, 147, 149, 171, 191
ディアタング 155, 157, 159
ティノスポラ・コルディフォリア 48, 128, 145, 187, 189, 197
鉄 64, 136, 137, 138, 163, 165, 167, 169, 171, 191, 199
デヒドロエピアンドロステロン 4, 7, 9, 48, 60, 93, 94, 145, 173, 175, 177, 187, 191, 195
デビルズクロー 27, 28, 42, 48, 64, 103, 127, 145, 147, 149, 151, 155, 157, 161, 165, 167, 173, 175, 179, 183, 187, 189
テレピン油 109, 118
ドイツスズラン 28, 161, 163, 167, 169, 171, 177, 195, 197
銅 102, 124, 134, 137, 199
唐辛子 47, 120, 153, 155, 157, 159, 167, 179
トウゲシバ 28, 64, 118, 145, 147, 149, 171, 191
冬虫夏草 128, 145, 151, 177, 197
トウワタ 161, 177
トコン 28, 64
トマト(リコピン) 3, 9, 26, 46, 131
トリコーパス・ゼイラニクス 128

トリプトファン　89, 141
トルーバルサム　16, 19, 53
ドロマイト　27, 53, 161, 163, 167, 169, 171, 173, 195
トンカ豆　60
ドンクアイ　4, 7, 155, 157, 159

な〜の

ナイアシン　31
ナイアシンとニコチンアミド（ビタミンB3）　27, 34, 46, 48, 60, 64, 73, 124, 131, 153, 159, 165, 167, 173, 175, 181, 183, 187, 189
ナギイカダ　165, 181, 191
ナスタチウム　53, 64
ナズナ　28, 54, 167, 173, 183
ナットウキナーゼ　34, 76, 155, 157, 159
ナツメッグとニクズク　149, 163, 179, 181, 183, 185, 193
ニアウリオイル　60
ニガウリ　48, 187, 189
ニコチン酸イノシトール　31, 48, 64, 153, 155, 157, 159, 173, 175, 187, 189
ニチニチソウ　187, 189
乳酸菌　67, 115, 145, 163, 171, 197
ニュージーランド緑イガイ（ミドリイガイ）　127
ニワトコの花　48, 187, 189
ニンニク（ガーリック）　34, 76
ノコギリソウ　149, 151, 155, 157, 159, 179, 185
ノコギリヤシ　→ソーパルメット
ノニ　→巴戟天
ノボロギク　60

は〜ほ

バーベリー　173, 195, 197
バイカルスカルキャップ　48, 173, 183, 187, 189, 193
ハイビスカス　159
パウダルコ　155, 157, 159
巴戟天（ノニ）　93
ハス　70
パセリ（種子）　42, 161
パセリ（葉、根）　42, 155, 157, 159, 161

バターナット 161, 177, 195
蜂花粉 60
ハチミツ 108
ハッカ 60, 118
八角（大ウイキョウ） 4, 7
麦角 145, 147, 149, 151, 169, 171, 179, 181, 193, 195
パッションフラワー 97, 173, 183
ハトムギ →ジュズダマ
バナジウム 48, 155, 157, 159, 187, 189
バナバ 187, 189
ハナビシソウ 173, 183, 193
ハニーサックル 155, 157, 159
バニラグラス 60, 155, 157, 159
パパイヤ 109, 157
パパイン 108, 109, 120
ハマビシ 9, 80
パラアミノ安息香酸（PABA） 163, 171, 177
ハワイアンベビーウッドローズ 93, 145, 147, 149, 171, 179, 181, 185
パンガミン酸 53, 54, 151, 153, 161, 163, 167, 177
パンクレアチン 185
パンテチン 155, 157, 159
ビーベノム 128, 145, 197
ビール 25, 26, 27, 28, 32, 34, 42, 46, 60, 63, 64, 100, 147, 149, 151, 157, 159, 163, 165, 169, 171, 173, 175, 177, 181, 183, 189, 191, 193, 195, 199
ビール酵母 147, 149, 169, 171, 175, 177
ピクノジェノール 42, 117, 145, 197
ピクロリザ 117, 145, 197
ピジウム 80
ヒスチジン 127
ヒ素 193, 195
ビターアーモンド 173, 183
ビタミンA 3, 32, 60, 87, 124, 130, 131, 132, 138, 157, 159, 163, 165, 169, 171, 175, 177, 181, 183, 193, 199
ビタミンB1 →チアミン

ビタミンB2 →リボフラビン
ビタミンB6 →ピリドキシン
ビタミンB12 25, 73, 100, 137, 138, 169
ビタミンB群 82, 136
ビタミンC（アスコルビン酸） 13, 18, 19, 28, 34, 42, 46, 47, 48, 54, 63, 73, 82, 137, 138, 145, 151, 157, 159, 173, 175, 179, 185, 199
ビタミンD 12, 35, 38, 54, 106, 121, 123, 124, 127, 151, 153, 161, 177, 179
ビタミンE 3, 8, 10, 12, 26, 28, 35, 42, 48, 73, 79, 80, 82, 89, 134, 135, 145, 151, 155, 157, 159, 173, 175, 193, 197, 199
ビタミンK 54, 60, 124, 157
ヒドラスチス 145, 147, 149, 151, 153, 169, 173, 175, 177, 181, 195, 197
ヒバ 128, 145, 147, 149, 163, 171, 179, 181, 183, 193
ビフィズス菌 67, 115, 163, 171
ヒマ（種子） 161
ヒマシ油 67, 177
ヒマワリ油 48
白檀 54
ヒューペルジンA 28, 64, 118, 145, 147, 149, 171, 191
ヒヨス 16, 19, 27, 28, 70, 131, 147, 149, 171, 191
ピリドキシン（ビタミンB6） 25, 53, 73, 89, 137, 183, 191, 193
ビルベリー 47, 48, 187, 189
ヒロハヒルガオ 67, 161, 177
ビンポセチン 155, 157, 159
ビンロウジュ 106, 118, 147, 149, 171, 191
ファーニードルオイル 109, 118
フィーバーバーク 93, 165, 179, 185
フィーバーフュー 112, 127, 145, 147, 153, 155, 157, 159, 163, 165, 173, 175, 179, 185
フィチン酸 53, 124, 138, 155, 157, 159
プーアール茶 28, 97, 124, 131, 147, 149, 153, 155, 157, 159, 163, 169, 171, 173, 177, 179, 187, 189, 193
ブーク― 155, 157, 159
風鈴ダイコンソウ 191
フェニルアラニン 147, 149, 171, 185, 191

フェヌグリーク 48, 155, 157, 159, 187, 189

プエラリア 4, 7

フェンネル(実、種子) 4, 7, 163, 169, 171, 173, 191, 193

フェンネル油 4, 7

フォーチ 60, 145, 147, 153, 157, 159, 161, 163, 165, 169, 173, 175, 177, 179, 181, 183, 185, 187, 189, 193, 195, 199

フキタンポポ 28, 42, 60, 151, 155, 157, 159, 161, 165, 167, 181, 183

フスマ 12, 25, 31, 46, 69, 70, 103, 177

ブタンジオール(BD) 42, 145, 153, 173, 181, 183, 185, 193

フッ化物 105, 124

ブドウ 115, 149, 157, 163, 179, 181, 185, 193

ブプレウルム 128, 145, 197

フミン酸 128

フユアオイ(冬葵) 48, 187, 189

ブラダーラック 155, 157, 159, 167

ブラックコホシュ 4, 7, 60, 86, 147, 151, 159, 165, 169, 175, 177, 181, 183, 193, 199

ブラックサイリウム 31, 49, 70, 177, 179, 181, 187, 189

ブラックホアハウンド 191

ブラックホウ 54

ブラックマルベリー 49, 187, 189

ブラックルート 90, 161, 177

プリックリーアッシュ 60, 149, 151, 179

ブルーコホシュ 4, 7, 27, 28, 42, 48, 67, 151, 161, 165, 167, 187, 189

ブルーフラッグ 161, 175, 177

ブルーベリー 49, 187, 189

フルクトオリゴ糖 67

プレグネノロン 4, 7, 173, 179

プロカイン 153, 163, 171, 175, 177

プロゲステロン 4, 5, 60, 88, 89, 93, 173

ブロッコリー 63

プロテイン 52

プロピオニル-L-カルニチン 157

プロポリス 118

ブロメライン 155, 157, 159, 163, 169, 171
分岐鎖アミノ酸（BCAA） 48, 187, 189, 191
ベイベリー 42
ベータカロテン →β-カロテン
ベータグルカン →β-グルカン
ベータシトステロール →β-シトステロール
ペクチン 31, 118, 163, 169, 171, 177
ベスルート 28
ベトニー 151, 161, 165, 167
紅麹 30, 31, 145, 151, 159, 165, 167, 169, 173, 175, 177, 181, 183, 193, 195, 197, 199
紅ハコベ 4, 7
紅花 31, 64, 155, 157, 159
ペパーミント（葉） 83, 112, 147, 153, 163, 179, 185
ペパーミントオイル 112, 145, 147, 149, 151, 153, 157, 163, 165, 173, 175, 179, 185, 197
ヘムロック・スプルース 28, 109, 118, 121
ベラドンナ 16, 19, 27, 64, 70, 131, 147, 149, 171, 191
ペルーバルサム 53
ベルガモット油 147, 169
ベルベリン 145, 173, 195, 197
ヘンルーダ 54, 60, 147, 169
ホアハウンド 28
ポインセチア 64, 67
ホウ素 4, 7, 54, 173
ホウレンソウ 157, 187, 189, 191
ホエイプロテイン 163, 169, 171, 191
ホースラディッシュ 64, 167
ホーリーバジル 155, 157, 159
ホスファチジルコリン 59, 145, 147, 149, 171, 191
ホスファチジルセリン 73, 145, 147, 149, 171, 191
ホソムギ 79, 80
ホップ 93, 173, 183
ポドフィルム 67
ボラージシードオイル 60, 155, 157, 159, 179, 181, 183, 193
ポリコサノール（オクタコサノール） 31, 155, 157, 159

ま～も

ホルスコリン 28, 42, 151, 153, 155, 157, 159, 163, 167
ボルド 60, 155, 157, 159, 165, 169, 175, 177, 181, 183, 195, 199
ホワイトマグワート 49

マーシュティー 54, 173, 183
マイタケ 187, 189, 191
マオウ（麻黄） 15, 28, 42, 48, 54, 77, 97, 131, 147, 149, 171, 179, 181, 183, 187, 189, 191, 195
マカ 82
マカデミアナッツ 31
マグネシウム 26, 27, 31, 42, 53, 82, 89, 111, 124, 151, 153, 161, 163, 167, 169, 171, 191
マザーワート 28, 173, 183
マチン 60
マテ 28, 42, 97, 100, 124, 131, 147, 149, 153, 155, 157, 159, 163, 169, 171, 173, 177, 179, 187, 189, 191, 193
マリファナ 28, 42, 159, 173, 179, 183, 185
マンガン 60, 124, 163, 169, 171
マンドラゴラ 28, 42, 60, 80, 131, 147, 149, 171, 191
マンナ 161, 177
水芭蕉 54, 64
ミツガシワ 67, 155, 157, 159
ミルクシスル 4, 7, 46, 147, 151, 157, 159, 165, 173, 177, 183, 191
ミルラ 16, 19, 28, 48, 157, 187, 189, 191
ムラサキマサキ 28, 161, 163, 167, 169, 171, 177, 195, 197
メソグリカン（グリコサミノグリカン） 30, 77, 155, 157, 159
メチオニン 13, 28, 35
メチルスルフォニルメタン 127
メドウスイート 118, 159, 195
メトキシル化フラボン 149, 155, 157, 159, 163, 179, 181, 185, 193
メラトニン 13, 42, 48, 94, 145, 149, 153, 155, 157, 159, 163, 173, 183, 187, 189, 191, 193, 197
モクレン 173, 183, 185, 193
モミ 16, 19, 28, 109, 118, 121

モリンダ 54, 157, 159, 161, 163, 165, 167, 169, 175, 177, 181, 183, 195, 199

や〜よ

ヤエムグラ 48
薬用ガレーガ 48, 187, 189, 191
ヤナギタデ 64, 157
ヤナギトウワタ 28, 161, 173, 177
ヤラッパ 64, 161, 177, 195
ユーカリ(葉) 48, 108, 187, 189, 191
ユーカリ油 48, 60, 145, 147, 153, 157, 163, 165, 173, 175, 179, 185
葉酸 3, 10, 12, 13, 25, 28, 73, 137, 138, 183, 197, 199
ヨウシュハシリドコロ 16, 19, 27, 28, 64, 70, 132, 147, 149, 171, 191, 195
ヨウ素・ヨード 161, 163, 165, 167, 179, 195
ヨーグルト 31, 117, 145, 163, 169, 171, 197
ヨーロッパヤドリギ 28, 145, 151, 161, 165, 167, 197
ヨーロピアンバックソーン 67, 161, 177
ヨヒンベ 28, 42, 48, 54, 60, 80, 94, 97, 147, 149, 151, 161, 165, 167, 171, 185
ヨモギ 181, 183

ら〜ろ

ライム(実、皮) 145, 173, 175
ラクトフェリン 59
ラビジ 28, 42, 54, 161
ラベンダー 173, 181, 183, 185
藍藻 128, 145, 197
リコピン 8, 9
リジン 54
リチウム 28, 54, 121, 147, 149, 151, 153, 157, 159, 161, 163, 165, 167, 171, 179, 181, 183, 185
リボース 25, 48, 159, 163, 187, 189, 191
リボフラビン(ビタミンB2) 112, 131, 147, 149, 171, 181, 183
リモネン 147, 149, 157, 165, 181, 183, 195
硫酸ヒドラジン 48, 60, 147, 149, 171, 173, 183, 187, 189, 191
緑茶 6, 13, 28, 31, 42, 60, 138, 140, 147, 149, 153, 155, 157,